Dr Jules GUETSCHEL

Ex-Interne du Sanatorium d'Hauteville.

La Guérison de la Tuberculose

Sa Possibilité. — Ses Facteurs.

LYON. — IMP. A. REY

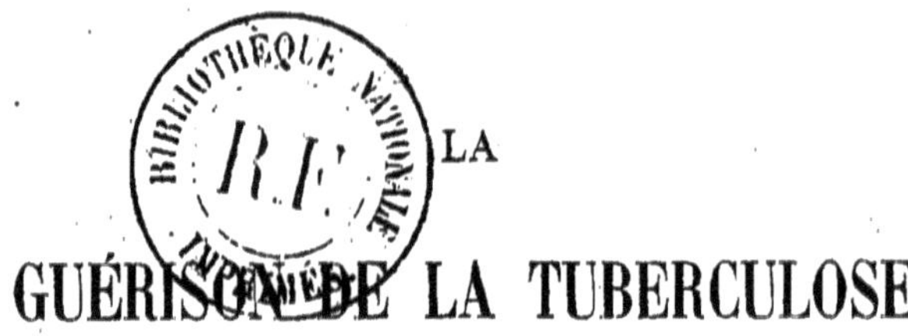

LA GUÉRISON DE LA TUBERCULOSE

SA POSSIBILITÉ. — SES FACTEURS

LA
GUÉRISON DE LA TUBERCULOSE

SA POSSIBILITÉ. — SES FACTEURS

PAR

Le Dr Jules GUETSCHEL
Ex-Interne du Sanatorium d'Hauteville.

LYON
A. REY & Cie, IMPRIMEURS-ÉDITEURS DE L'UNIVERSITÉ
4, RUE GENTIL, 4

1902

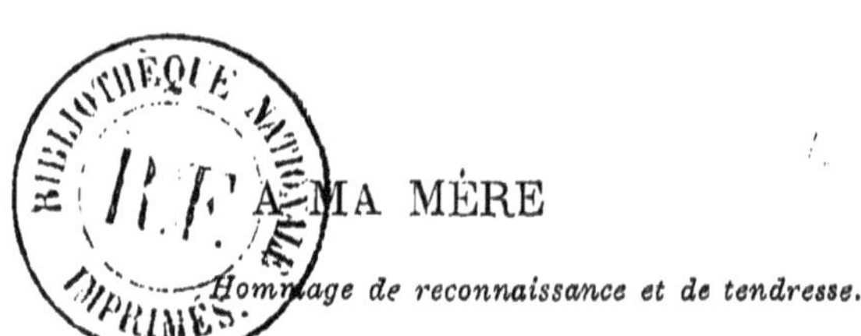

A MA MÈRE

Hommage de reconnaissance et de tendresse.

A Monsieur le Professeur S. ARLOING

Membre Correspondant de l'Institut,
Professeur à la Faculté de Médecine,
Directeur de l'École Nationale Vétérinaire,
Directeur des Travaux scientifiques de l'Institut anti-tuberculeux d'Hauteville,
Officier de la Légion d'honneur.

Faible expression de ma gratitude.

A Monsieur le Docteur F. DUMAREST

Ex-Interne des Hôpitaux de Lyon,

Médecin en chef du Sanatorium d'Hauteville.

A Monsieur le Docteur B. LYONNET

Médecin des Hôpitaux.

A TOUS LES MIENS

A tous ceux qui nous ont prodigué des marques d'intérêt ou d'affection, nous adressons ici l'hommage de notre gratitude.

INTRODUCTION

Nous n'avons pas la prétention dans ce travail de résumer tout ce qui, jusqu'à ce jour, a été écrit sur la curabilité de la tuberculose pulmonaire. Les idées que nous développerons sont aujourd'hui trop connues de tous, et trop acceptées par le plus grand nombre, pour que nous croyons nécessaire de les exposer en détail à nouveau. Nous voulons seulement étayer les théories admises d'un certain nombre d'observations qui seront de nature à rendre palpables, pour ainsi dire, les faits que nous avancerons.

Nous diviserons donc notre travail en trois parties : dans la première, nous rappellerons que la tuberculose pulmonaire est une maladie curable et apporterons, à l'appui de cette affirmation, les preuves anatomo-pathologiques et cliniques qui ont été fournies par différents auteurs ; nous examinerons quel sens il faut attribuer à cette expression : guérison de la tuberculose ; nous nous demanderons à quels tuberculeux elle peut s'appliquer.

Nous tacherons de résoudre cette question dans une deuxième partie en examinant les manifestations, au point de vue clinique, du processus curatif sur les grands symptômes de la tuberculose ; enfin, dans notre troisième partie, nous chercherons quelle est l'action des différents agents employés en vue d'obtenir la guérison, et le mécanisme de leur action.

Des conclusions découleront de cet examen de faits, appuyées sur le résultat de 369 observations.

Nous n'aurons en vue, dans notre travail, que l'évolution de la tuberculose chez des malades soumis à la cure climatérique d'altitude et à la cure hygiéno-diététique au sanatorium d'Hauteville ; nous laisserons volontairement de côté tous les autres modes de traitement, la cure hygiéno-diététique étant la seule dont nous puissions fournir des résultats personnels, d'après les observations recueillies dans les services de MM. les Drs Dumarest et Jonnart, au Sanatorium d'Hauteville.

LA

GUÉRISON DE LA TUBERCULOSE

SA POSSIBILITÉ. — SES FACTEURS

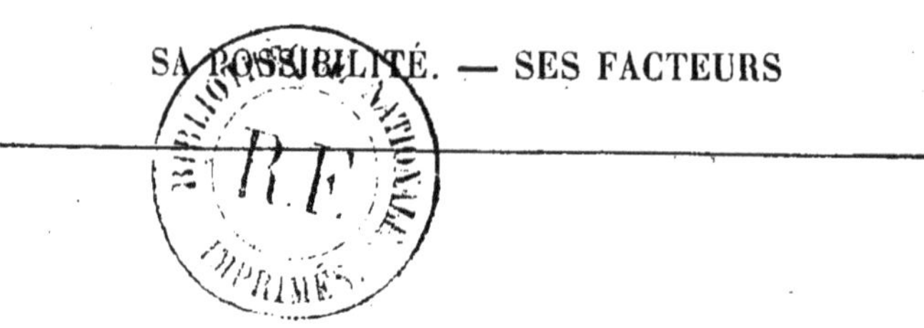

CHAPITRE PREMIER

GUÉRISON DE LA TUBERCULOSE

Peu de questions ont été aussi discutées que celle de la guérison de la tuberculose. Pour bien des auteurs, la présence de tubercules dans les poumons était synonyme de mort dans un délai plus ou moins éloigné. Nous retrouvons, cependant, dès l'antiquité, l'opinion contraire et, d'Hippocrate à 1825, en passant par Galien, Celse, Hufeland, Laënnec, nombreux sont les auteurs qui se sont élevés contre les croyances erronées de leurs contemporains. A partir de 1825, l'anatomie pathologique vient jeter un jour nouveau sur la question, et de nombreuses statistiques sont produites, qui affirment, de manière indéniable, la curabilité de la tuberculose pulmonaire.

De nos jours, la possibilité de cette guérison n'est plus discutée. Et, ce n'est plus seulement dans la tuberculose au début que l'on admet la guérison possible ; des cas de guérison ont été constatés à toutes les périodes de la maladie. A ce sujet, l'opinion de Hérard et Cornil est bien nettement exprimée : « La guérison peut s'obtenir à toutes les périodes de la maladie, pourvu que les lésions aient envahi une partie peu étendue du poumon, que ces lésions consistent en de simples granulations (circonstance la plus favorable), que déjà les bronchopneumonies se soient développées autour de ces granulations, ou que même les produits inflammatoires aient commencé à subir la métamorphose caséeuse. »

Et, plus récemment, Grancher va plus loin encore, en considérant la « tuberculose comme la plus curable des maladies chroniques ».

Mais, toutes ces affirmations seraient peu de chose, si elles n'étaient pas appuyées par des documents indiscutables. Diverses preuves ont été apportées de la guérison de la tuberculose ; elles sont généralement divisées en :

a) Preuves anatomo-pathologiques ;

b) Preuves cliniques.

On pourrait y ajouter les : *c)* Preuves expérimentales.

I. **Preuves anatomo-pathologiques.**

Les preuves de cet ordre, répandues à profusion dans toute la littérature médicale, sont de beaucoup les plus convaincantes, puisqu'elles s'appuient sur des résultats d'autopsie indiscutables.

Il n'est, en effet, pas d'auteur ayant eu l'occasion de faire un grand nombre d'autopsies, qui n'ait fréquemment trouvé chez des gens, morts de toute autre affection, des lésions tuberculeuses anciennes, complètement cicatrisées, sans que jamais la tuberculose pulmonaire ait été soupçonnée pendant la vie de ces malades.

Laënnec déjà, malgré toutes ses hésitations à ce sujet, ne peut s'empêcher de proclamer la possibilité de la guérison dans la tuberculose pulmonaire. Il dit, en effet, livre II : « Les tubercules tendent à grossir et à se ramollir. La nature et l'art peuvent bien relentir leur développement, en suspendre la marche rapide, mais jamais lui faire faire un pas rétrograde ; mais, s'il est impossible de guérir la phtisie au premier degré, un grand nombre de faits me donne la conviction intime que, dans quelques cas, rares à la vérité, un malade peut guérir après avoir eu des tubercules qui se sont ramollis et ont formé une cavité ulcéreuse. La guérison de la phtisie, écrit-il encore, n'est pas au-dessus des forces de la nature, mais l'art ne possède encore aucun moyen certain d'arriver à ce but. »

Andral, dans ses autopsies, constate la fréquence des tubercules cicatrisés. Carswell, après de nombreuses recherches, émet l'opinion suivante : « L'anatomie pathologique n'a peut-être jamais fourni de preuves plus évidentes de la guérison d'une maladie que celles fournies relativement à la tuberculose pulmonaire. » Et des chiffres viennent appuyer ces affirmations : Rogée, sur 100 autopsies à la Salpêtrière, trouve 51 fois les transformations crétacées. Natalis Guillot dit que les quatre cinquièmes des vieillards autopsiés à Bicêtre présentaient des traces de tuberculose ancienne.

Beau, sur 160 autopsies faites à la Salpêtrière, trouve 157 fois des cicatrices tuberculeuses. Vibert, dans 135 autopsies faites à la morgue, trouve 25 fois, soit un cinquième, des lésions tuberculeuses cicatrisées. Letulle publie les résultats de 189 autopsies faites par lui :

Pas de tuberculose . . .	79,	soit 41,7 p. 100
Tuberculose des voies respiratoires, latente ou guérie.	92,	— 49,2 —
Cas suspects	18,	— 9 —

Les mêmes constatations sont faites par les auteurs étrangers : Bollinger, à Munich, constate la guérison dans près de 40 pour 100 des cas. Loomis, à New-York, sur 763 autopsies diverses, trouve 71 fois des lésions tuberculeuses guéries. Heitler, de Vienne, ne donne que 5 pour 100.

Enfin Brouardel dit, dans le rapport de la Commission extra parlementaire de la tuberculose : « A la morgue, lorsqu'un individu est âgé de plus de trente ans, et qu'il a séjourné quelques années à Paris, je trouve des lésions tuberculeuses anciennes, cicatrisées, dans les poumons de la moitié des sujets. Au-dessus de quatre-vingt dix ans, on peut trouver jusqu'à 60 pour 100 de tubercules crétacés. »

Quoi qu'il en soit des chiffres donnés par ces différents auteurs, un fait bien net se dégage de ces constations, à savoir que la tuberculose pulmonaire est curable spontanément, en dehors de tout traitement, parfois même malgré les conditions hygiéniques les plus défectueuses.

« Ces chiffres, dit Elisée Ribard, par la similitude même de leurs résultats, sont d'une grande éloquence. Il nous montrent très clairement que la moitié des hommes, réputés bien portants et non tuberculeux, mourant de vieillesse ou de cause fortuite, ont, à un moment donné, été touchés par la maladie, mais ont guéri.

Il y a donc beaucoup d'atteints, et beaucoup de guéris, puisque la moitié du genre humain a des tubercules, et les supporte sans même se douter de leur présence. Telle est la signification vraiment réconfortante du résultat des autopsies. »

On a objecté, à ces constatations, qu'il s'agit, le plus souvent, de tubercules isolés, non confluents, et Grisolle a prétendu qu'il ne fallait pas considérer comme des individus guéris de tuberculose tous ceux dont les poumons présentent des tubercules crétacés, que quelques tubercules, isolés au sommet du poumon, et ne produisant aucun trouble, ne font pas un phtisique. — Or, il est loin d'être démontré que quelques tubercules isolés au sommet d'un poumon ne produisent aucun trouble, bien au contraire, et d'ailleurs, les travaux de Déjerine, Rogée, Poulallion ont montré que les concrétions crétacées résultent toujours de la transformation de la matière tuberculeuse.

Et ce ne sont pas seulement quelques tubercules, isolés au sommet du poumon, qui sont susceptibles de guérison, puisque Brouardel, s'appuyant sur les résultats d'un nombre considérable d'autopsies, a pu dire : « Les lésions, dans l'immense majorité des cas, ne sont pas celles d'une phtisie au début, s'étant manifestée par de petits foyers disséminés ; elles sont les cicatrices de vastes foyers, parfois de larges cavernes complètement cicatrisées. » Et il conclut, et nous lui empruntons sa conclusion, en faisant toutefois, dès à présent, quelques réserves pour la seconde partie :

« La tuberculose est donc curable ; elle l'est même dans ses périodes les plus avancées. »

II. **Preuves cliniques**.

Pour n'être pas appuyées sur des faits aussi incontestables que des résultats d'autopsies, les preuves cliniques de la guérison de la tuberculose n'en ont pas moins une très grande valeur. Car, la disparition progressive des signes d'auscultation, de la toux, de l'expectoration et des bacilles, la chute de la température, la reprise de l'embonpoint et des forces, rapidement suivies de la possibilité de reprendre les occupations habituelles, constituent certainement une preuve bien évidente de la disparition des lésions. Il n'est d'ailleurs pas de médecin qui, dans sa clientèle, pas de chef de service qui, dans les hôpitaux, n'ait eu l'occasion de constater des guérisons de la tuberculose dans toutes ses formes anatomiques. Ces constatations, au reste, ne sont pas isolées, et de nombreuses statistiques ont été faites, par les médecins de sanatoriums principalement, qui viennent prouver, tant par les résultats immédiats que par les résultats éloignés, que la tuberculose pulmonaire est curable au point de vue clinique.

Toutes ces statistiques ont été produites dans les thèses de Knopff et Sersiron, et, plus récemment, à Lyon, dans celle d'Ebstein, et, à Paris, dans celle de H. Grillot.

Nous ne leur emprunterons que quelques chiffres, nous réservant de donner nous-même, à la fin de ce travail, la statistique complète du sanatorium d'Hauteville.

Jaccoud cite des observations saisissantes de cavitaires guéris; plus près de nous, Beaulavon cite des faits du même ordre. — Sabourin prétend qu'on pourrait guérir 80 pour 100 des tuberculeux, s'ils étaient pris au début. Il donne comme moyenne des guérisons obtenues au sanatorium de Durtol, 32 à 33 pour 100 de la totalité des malades entrants. — A l'étranger, les statistiques les plus récentes donnent pour le sanatorium de Brehmer à Görbersdorf, sur 788 malades entrés, pendant ces dernières années, 600 guérisons absolues.

A Hohenhonnef on accuse 278 guérisons sur 1731 malades entrés, soit 16 pour 100.

Au sanatorium de Friedrisheim, on donne 30 pour 100 de guérison absolue.

A Leysin, le chiffre de la guérison est de 20,7 pour 100. Enfin, à Davos, pendant huit années consécutives, les résultats ont été les suivants: 48 pour 100 de guérison ou améliorations notables.

Il ressort donc de ces quelques chiffres, et mieux encore des statistiques complètes fournies par les auteurs cités plus haut, que la curabilité de la tuberculose pulmonaire a été constatée cliniquement.

III. **Preuves expérimentales.**

Les preuves de cet ordre ont été données par divers auteurs et, en particulier par MM. Chauveau et Arloing. Le cadre de notre travail ne nous permet pas d'entrer dans de longs détails à ce sujet. Nous dirons seulement que la cicatrisation spontanée des lésions tuberculeuses, chez les animaux soumis à l'expérimentation, a été vérifiée par de nombreuses expériences, et nous nous contenterons de citer les conclusions du travail de M. le professeur S. Arloing « Tuberculisation et Tuberculination de l'âne » :

1° Bien que l'âne soit très rarement tuberculeux, il est possible de le tuberculiser par l'injection intra-veineuse de bacilles de Koch, d'origine humaine, en culture pure ;

2° Ce mode d'infection frappe exclusivement sur le poumon, où il provoque le développement de granulations tuberculeuses ;

3° Ces granulations revêtent le type histologique classique ;

4° Elles sont généralement bien supportées, et, en moins de deux mois, elles subissent spontanément la transformation fibreuse.

Définition du terme guérison. — La guérison de la tuberculose pulmonaire est donc un fait bien établi par ces différentes preuves, et personne, croyons-nous, ne songe à nier que, anatomo-pathologiquement, on puisse constater la cicatrisation de lésions tuberculeuses.

Au point de vue clinique, les opinions sont moins arrêtées, et la question guérison de la tuberculose est encore une de celles qui donnent lieu à de nombreuses divergences de vue. Non pas que les différents auteurs ne soient pas d'accord sur la possibilité d'un processus curatif qui amènerait l'atténuation progressive des symptômes subjectifs et des signes d'auscultation, mais un certain nombre d'entre eux prétend que la guérison absolue, totale, avec disparition de tous signes d'auscultation, avec *restitutio ad integrum* est, elle, impossible.

La question sera plus clairement posée en donnant les opinions de quelques auteurs. Pour Delliveiller, « la guérison absolue est attribuée à des malades qui ont recouvré toutes leurs fonctions normales, avec un poumon ne présentant plus que les signes de la cicatrice, sans toux, sans expectoration, sans bacilles. Les guérisons relatives, ont trait à des individus présentant encore quelques signes physiques, de l'expectoration, mais ayant, en dehors de cela, un bon état général, sans qu'on puisse dire cependant que la lésion locale ait complètement disparu. »

D'autres auteurs, Weicker et Wolff de Görbersdorf, par exemple, ne considèrent pas cela comme une guérison, et donnent à cet état de choses le nom d'amélioration. Ils prétendent, en effet, que la guérison ne s'obtient jamais, que le poumon ne redevient jamais normal. « Certes, cela est vrai, dit Beaulavon, mais, en médecine, le mot guérison n'a pas toujours le sens de *restitutio ad integrum :* une lésion cicatrisée est considérée comme guérie, bien que le tissu ne soit plus normal. »

Et, de nouveau, à l'appui de cette affirmation, nous pouvons faire intervenir l'anatomie pathologique. En effet, le mode cicatriciel des lésions tuberculeuses est l'évolution fibreuse. Or cette évolution fibreuse a été bien constatée. Cornil et Hérard disent à ce sujet : « La matière tuberculeuse, dans toutes ses formes, est susceptible d'une double évolution : 1° caséification ou ramollissement; 2° transformation fibreuse ou transformation des tubercules en un tissu organisé, fixe, non envahissant. Cette transformation fibreuse est synonyme de guérison. Au reste, la possibilité de cette guérison n'est-elle pas admise, en principe, par la définition que Grancher donne du tubercule : « Le tubercule est un néoplasme fibro-caséeux qui, par conséquent, porte en lui le germe d'une évolution soit caséeuse, soit fibreuse. Il dit encore, d'accord en cela avec Jaccoud, Renaud, Bard, « que le tubercule tend tout naturellement à l'organisation fibreuse, qu'il n'est point un néoplasme incapable d'organisation ».

En résumé, tout tubercule, dès qu'il naît, étant soumis à deux processus opposés : la caséification au centre, l'évolution fibreuse à la périphérie, la destinée du tubercule dépendra de l'une ou de l'autre de ces évolutions. Si l'évolution fibreuse l'emporte, ce sera la guérison. Certes, dans ce cas, il n'y aura pas eu *restitutio ad integrum*, et l'auscultation laissera certainement entendre des modifications respiratoires, caractéristiques d'ailleurs de cet état fibreux du poumon, et cependant la guérison sera bien obtenue, s'il n'y a pas récidive de l'ancienne poussée tuberculeuse.

Allons plus loin encore et, avec les auteurs qui ne veulent admettre que des améliorations, supposons que cette évolution fibreuse du tubercule ne soit pas une guérison, mais une simple amélioration. Si, comme le dit Beaulavon, « cette amélioration dure toute la vie, si le malade peut vaquer à ses occupations sans la moindre gêne causée par sa lésion, s'il meurt de toute autre chose que du réveil de son affection, pourquoi ne pas appeler cette amélioration une guérison »? Nous nous rangerons à cet avis et considérerons comme guéris les malades ne présentant plus de signes d'auscultation autres que ceux fournis par le processus même de guérison, sclérose ou emphysème, n'ayant plus ni toux, ni expectoration, ni bacilles, et capables de reprendre leurs occupations sans crainte de rechute.

Quelles sont donc les formes susceptibles de cette guérison ? Devons-nous admettre que tout tuberculeux, quelle que soit l'étendue de ses lésions, quels que soient les symptômes qu'il présente, et surtout quelle que soit la tendance évolutive de ces lésions, pourra soit spontanément, soit sous l'influence d'un traitement approprié, voir la guérison intervenir au bout d'un temps plus ou moins long ? Nous ne le pensons pas, et croyons que l'aphorisme : « La tuberculose est curable à tous les degrés », présenté de cette manière et avec le sens qu'on attache ordinairement à ce mot de degrés de la tuberculose, est inexact. Il ressort, en effet, clairement de l'examen des malades que la guérison s'obtiendra exclusivement chez les tuberculeux à lésions non évolutives, bien limitées, ou étendues mais superficielles, même si elles ont déjà subi la fonte caséeuse, même si déjà une caverne s'est formée, alors qu'elle sera impossible à obtenir chez les malades présentant des lésions de début, mais étendues, disséminées, évolutives, et s'accompagnant de réaction fébrile et de symptômes graves d'intoxication.

Cette affirmation nous sera démontrée par les manifestations du processus curatif sur les grands symptômes de la tuberculose.

CHAPITRE II

MANIFESTATIONS DE L'AMÉLIORATION OU DE LA GUÉRISON DE LA TUBERCULOSE

Nous nous proposons d'étudier dans ce chapitre les manifestations du processus curatif sur les grands symptômes de la tuberculose. Nous examinerons ce qu'ils deviennent dans l'amélioration puis dans la guérison, et nous croirons alors être autorisé à conclure en indiquant les formes de tuberculose curables.

Nous étudierons successivement les manifestations de l'amélioration et de la guérison sur :

I. *L'Intoxication.*

II. *La fièvre.*

III. *Les sueurs nocturnes.*

IV. *La toux et l'expectoration.*

V. *Les bacilles.*

VI. *Les associations microbiennes.*

VII. *La digestion et la nutrition.*

VIII. *Les hémoptysies.*

IX. *Les signes d'auscultation.*

Nous examinerons ensuite :

X. *Les signes cicatriciels et les troubles fonctionnels du côté du cœur et des poumons.*

I. L'intoxication.

L'intoxication tuberculeuse nous paraît être la cause non seulement de tous les symptômes qui caractérisent la période d'invasion, mais encore de toutes les manifestations dans l'habitus extérieur qui sont habituellement données comme propres à l'hérédo-prédisposé. Nous ne nous arrêterons pas sur ces derniers signes trop sujets à la discussion et dirons seulement que, chez presque tous les malades ayant des antécédents héréditaires ou personnels, nous avons pu noter et l'aspect spécial de la physionomie et le développement très marqué du système pileux, et toutes les manifestations du même ordre.

Nous examinerons, avec plus de détails, les symptômes d'intoxication générale qui précèdent presque toujours l'apparition de la toux et des signes d'auscultation, car ils ont, à notre avis, non seulement une valeur diagnostique considérable, trop souvent négligée, mais encore une valeur pronostique très importante.

Les principaux symptômes d'intoxication le plus souvent décelés par un interrogatoire minutieux du malade sont :

1° Des troubles gastriques et dyspeptiques à types divers ;

2° La perte de l'appétit et l'amaigrissement ;

3° La perte des forces ;

4° La fièvre et les sueurs nocturnes ;

5° L'anémie spécifique ;

6° La neurasthénie;

7° Les manifestations du côté de l'appareil circulatoire : dépression artérielle, tachycardie et essoufflement.

La plupart de ces symptômes seront étudiés dans les paragraphes suivants, au point de vue de leur évolution dans l'amélioration et la guérison. Il nous suffira, pour le moment, d'avoir signalé leur fréquence dans ce que nous appelons volontiers la période prodromique de la tuberculose. Nous envisagerons, plus spécialement, dans ce chapitre, l'anémie spécifique et la neurasthénie.

Anémie spécifique. — L'anémie spécifique de la tuberculose ne présente pas de caractères particuliers. Elle s'installe le plus souvent insidieusement, mais peut affecter une marche rapide, et, en quelques semaines, se manifester par des symptômes bien marqués. Comme dans toutes les autres anémies, la face est plus ou moins pâle, les muqueuses décolorées, la faiblesse très accusée. Le sang est très pâle, souvent très fluide, le sérum est très abondant, parfois opalescent, et le repos laisse se rétracter un caillot de faible volume. Nous ajouterons enfin, comme l'a démontré Trousseau, que l'absence de souffles cardiaques et valvulaires est la règle, d'où le diagnostic différentiel entre l'anémie tuberculeuse et l'anémie vraie.

L'évolution de ces symptômes est complexe, et, de leur évolution même peut découler un élément de pronostic. Dans les cas favorables, en effet (comme le montrent les observations I et II), les symptômes d'anémie, peu accusés, d'ailleurs, rétrocèdent peu à peu ; la face et les muqueuses reprennent leur coloration normale. Si, au contraire (observation III), dès le début, les signes d'intoxication ont été très marqués, si loin de rétrocéder, ils s'accusent de jour en jour, on peut, même avant toute indication fournie soit par l'auscultation, soit par l'évolution de la température, poser un pronostic grave, qui se trouvera malheureusement confirmé dans la majorité des cas.

OBSERVATION I (14) [1].

Anémie spécifique. Pas de bacilles. Infiltration scléreuse disséminée. Rétrécissement mitral.

B... Marie, dix-huit ans, institutrice. Séjour de trois mois, entrée le 29 août 1900.

Rien de particulier à noter dans les antécédents héréditaires.

Pas d'antécédents personnels. — Bonne santé et tempérament vigoureux dans le premier âge.

Réglée à dix-sept ans et demi, assez irrégulièrement. Quelques pertes blanches.

A quinze ans, la malade aurait eu une période d'anémie avec grande faiblesse et essouflement intense.

Il y a trois ans, bronchite pendant l'hiver avec sueurs nocturne profuses.

Pas de rétablissement complet. Pendant l'hiver 1898, pneumonie gauche suivie de symptômes d'affaiblissement qui vont croissant jusqu'à l'entrée au sanatorium.

Actuellement. — 30 août 1900, l'état général est assez bon,

[1] Le chiffre arabe placé entre parenthèses à droite du numéro de l'observation, indique le numéro de classement attribué à cette observation au sanatorium d'Hauteville.

mais la face est très pâle, les muqueuses sont décolorées. La toux et l'expectoration sont modérées. L'appétit et la digestion sont bons. Il existe des sueurs nocturnes profuses.

Il y a une légère asymétrie dans la conformation thoracique, les côtes droites étant plus saillantes que les gauches dans la région sternale. Pas d'adénopathies apparentes.

La percussion révèle une tonalité un peu plus élevée et légèrement tympanique à gauche.

A l'auscultation, à gauche, en arrière, obscurité manifeste ; inspiration un peu humée ; en avant, le murmure vésiculaire est normal.

Cœur. — Dédoublement du deuxième bruit. P. = 112.

Les urines ne contiennent pas d'albumine.

9 septembre. — L'état général est satisfaisant. Très légère expectoration, mais pas de toux.

A droite, en arrière, dans le fond sus-épineux, le retentissement vocal est un peu augmenté. Nulle part de bruits anormaux.

Décoloration toujours marquée des muqueuses.

24 septembre. — L'état général est bon. La face et les muqueuses tendent à reprendre leur coloration normale. Pas de toux, ni d'expectoration.

Au sommet gauche, dans la fosse sus-épineuse, près de la colonne vertébrale, obscurité manifeste. Aux deux temps de la respiration on perçoit quelques froissements superficiels. Rien à droite que de l'augmentation des vibrations vocales.

P. = 112.

24 octobre. — L'état général est très bon. Toux et expectoration insignifiantes. Les symptômes d'anémie ont presque totalement disparu.

Les signes stéthoscopiques à gauche sont stationnaires. A droite, les vibrations sont toujours augmentées.

P. = 120, en corrélation avec une légère ascension thermique.

9 novembre. — L'état général est très bon sous tous les rapports. Les muqueuses sont bien colorées.

L'auscultation ne laisse entendre aucun bruit anormal.

28 novembre. — La malade quitte le sanatorium. L'état géné-

ral est très bon. L'auscultation ne laisse pas entendre de bruits anormaux. Légère infiltration scléreuse disséminée. Guérison apparente.

15 septembre 1901. La malade envoie de ses nouvelles : la guérison s'est maintenue.

OBSERVATION II (67).

Anémie spécifique. Induration du sommet droit, type fibreux. Bacilles = 1,5.

B..., Marie-Augustine, vingt-trois ans, journalière. Séjour de quatre mois. Entrée le 8 octobre 1900.

Les antécédents héréditaires de la malade sont assez chargés : père mort à trente-neuf ans, probablement tuberculeux ; une sœur morte à dix-sept ans, tuberculeuse ; une sœur, actuellement vivante, est tuberculeuse.

Rien de particulier dans les antécédents personnels en dehors des maladies de l'enfance. Pas de manfestations scrofuleuses. Constitution vigoureuse.

Réglée à douze ans, régulièrement pendant trois jours.

Le début de l'affection semble remonter à l'hiver 1900. Toux modérée, affaiblissement général. Amaigrissement. Sueurs nocturnes. Jamais d'hémoptysie. La faiblesse et l'amaigrissement augmentent et décident la malade à entrer au sanatorium.

9 octobre 1900. — L'état général est assez bon. La malade est cependant amaigrie et très fortement anémiée. Le teint est cireux, les muqueuses exsangues. L'appétit est médiocre, la digestion est bonne. Quelques sueurs nocturnes. Constipation légère.

Poids = 60 kg. 350.

Percussion : Légère submatité aux sommets en avant. En arrière submatité aux deux sommets, principalement à droite.

Auscultation : En avant, aux deux sommets, le murmure vésiculaire est un peu diminué ; la respiration est obscure au-dessus de la clavicule. Inspiration saccadée, expiration prolongée. Pas de bruits anormaux.

En arrière, la respiration présente les mêmes caractères, mais plus accentués à droite.

Les vibrations sont un peu exagérées à droite.

24 octobre. — L'état général s'améliore. Les signes d'auscultation sont stationnaires.

8 novembre. — Les signes pulmonaires tendent à se modifier; la respiration est beaucoup moins faible, même aux sommets, sans toutefois avoir encore repris son intensité normale. On note en outre quelques frottements pleuraux à la base gauche.

30 novembre. — L'état général est bon. La face et les muqueuses ont repris leur coloration normale La malade a augmenté de 5 kilogrammes depuis son entrée, et son périmètre thoracique s'est accru de 8 centimètres.

Les signes stéthoscopiques restent très minimes : obscurité respiratoire et emphysème, avec, à la base gauche, quelques frottements pleuraux et râles fins surajoutés.

20 décembre. — Augmentation depuis l'entrée = 10 kilogrammes. Il n'y a plus de trace d'anémie. Toujours quelques signes d'auscultation.

22 janvier. — D'une façon générale, les deux poumons sont silencieux, sans aucun bruit anormal. La respiration, surtout en arrière et à droite, est un peu faible.

L'état général est excellent. Poids = + 14 kilogrammes.

1er février. — Quelques frottements et râles fins à la base droite, disparaissant à la suite d'une application de pointes de feu.

6 février. — La malade quitte le sanatorium en excellent état. Il ne reste plus de traces de l'anémie primitive. Augmentation totale de 16 kg. 870. Il subsiste encore quelques légers signes à l'auscultation.

Bacilles = 0,5.

OBSERVATION III (289).

Pneumonie caséeuse, subaiguë, du lobe supérieur gauche. Intoxication tuberculeuse marquée — Bacilles = 2.

V... Adeline, dix-sept ans Séjour de deux mois, entrée le 6 août 1901.

Rien à signaler dans les antécédents héréditaires au point de vue tuberculose.

Pas d'antécédents personnels ; pas de signes de scrofule.

Il y a trois ans, la malade aurait eu deux périodes fébriles, à la suite desquelles s'installe une anémie tenace.

Il y a un mois, début brusque : points de côté, frissons, toux et expectoration assez abondantes, température élevée. Depuis lors, la température s'est maintenue au-dessus de 38 degrés, sauf pendant les premiers jours de la mise au repos absolu. Une seule hémoptysie pendant le voyage.

Actuellement, la face est très pâle, les muqueuses complètement décolorées.

L'appétit est médiocre, la digestion assez bonne. Diarrhée. Toux fréquente.

T. = 40 degrés. P. = 112. Les urines ne contiennent pas d'albumine.

Percussion : Pas de modifications appréciables dans la sonorité.

Auscultation : A droite, en arrière, respiration normale. En avant, sous la partie moyenne de la clavicule, un ou deux râles éclatent, après la toux, au début de l'inspiration.

A gauche, légère obscurité au sommet. A la partie la plus interne de la fosse sus-épineuse, la toux fait apparaître des craquements inconstants et clairsemés. Rien dans le reste de la hauteur.

En avant, sous la clavicule, craquements rares et inconstants après la toux.

Rien au cœur. La matité splénique est assez étendue.

Du 8 au 20 août, la malade est soumise à des injections de sérum antituberculineux de M. le professeur Arloing.

20 août. — L'état général semble s'être légèrement amélioré. La température n'atteint plus que 37°6 le soir. La toux a un peu diminué de fréquence.

La diarrhée a disparu.

A droite les signes d'auscultation sont stationnaires,

A gauche, quelques craquements dans la fosse sus-épineuse, renforcés par la toux, plus confluents à la partie interne où la toux fait apparaître une ébauche de râles. Les bruits se retrouvent à la partie interne de la fosse sous-épineuse.

A la base, quelques râles assez fixes.

En avant, quelques craquements après la toux.

P. = 120.

3 septembre. — La température remonte au-dessus de 38 degrés. L'état général est très médiocre, l'anémie très accusée.

A gauche, dans la fosse sus-épineuse, râles inspiratoires fins, disséminés dans toute la région. On retrouve encore des craquements dans la fosse sous-épineuse.

En avant, petit foyer de râles fins sous la clavicule, à la partie la plus externe.

On fait une application de pointes de feu, et on prescrit des pilules de quinine et ergotine (*āā* 0,10).

17 septembre. — La température qui avait diminué pendant cette quinzaine, s'élève à nouveau. L'état général est stationnaire. La toux et l'expectoration ne sont pas modifiées. L'appétit est nul.

A gauche, dans toute la fosse sus-épineuse, râles crépitants, fins, disséminés. Les autres signes, en arrière, sont stationnaires. En avant, sous la clavicule, râles disséminés, sans foyer.

A droite, état stationnaire.

1er octobre. — Depuis quelques jours on perçoit en avant, sous la clavicule gauche, du gargouillement et du souffle cavitaire.

L'état général est très médiocre, la température soutenue, atteignant parfois 39 degrés.

La malade quitte le sanatorium. Bacilles = + 2,5.

Le 8 novembre 1901, nous sommes informé du décès de la malade.

Nous nous croyons donc autorisé, en présence de faits aussi probants que ceux que nous venons de citer, à conclure que les données fournies par l'évolution des symptômes d'intoxication ont une valeur pronostique indiscutable.

La neurasthénie. — Nous n'aurions pas insisté sur cette manifestation, pourtant très fréquente de l'intoxication tuberculeuse, si nous n'avions pas cru utile de réagir contre une opinion trop souvent admise, et qui tend à faire de cette neurasthénie une cause, alors qu'elle ne doit être considérée que comme un effet. Pour parler plus clairement, nous voudrions bien affirmer que les manifestations neurasthéniques, notées chez les tuberculeux, sont un symptôme d'intoxication secondaire à la tuberculose, et que ce n'est pas la neurasthénie elle-même qui, par l'état de dépression qu'elle occasionne, est la cause prédisposante de la tuberculose. Dans une thèse toute récente, soutenue à Lyon, sur « Les Variations de poids dans la tuberculose pulmonaire chronique », Darmezin consacre un chapitre spécial à la neurasthénie, cause première de l'amaigrisement chez les tuberculeux. Nous citons à nouveau une observation rapportée par lui, qui nous semble bien prouver, contrairement à son opinion, que c'est bien la tuberculose qui est cause de la neurasthénie, et non la neurasthénie qui, par l'amaigrissement et l'asthénie générale qu'elle provoque, est le facteur primordial d'une infection tuberculeuse secondaire.

OBSERVATION VI (257).

Neurasthénie. — Forme fibreuse interstitielle disséminée. Pas de bacilles.

C. . Philippe, vingt-six ans, ecclésiastique. Durée du séjour quatre mois. Entrée le 9 mai 1901.

Pas d'antécédents héréditaires. Pas d'antécédents personnels autres qu'une *pleurésie* gauche il y a six ans. En août 1899, hémoptysie, se renouvelant un mois après, avec diminution rapide des forces, perte de l'appétit, amaigrissement et fièvre. Depuis lors, peu de chose à signaler : faiblesse croissante, toux et expectoration continues, mais modérées, quelques sueurs nocturnes.

Symptômes nets de neurasthénie : douleurs en casque, sensation de faiblesse dans les jambes, incapacité absolue de se livrer à un travail prolongé, sensations de vertige, etc.

L'auscultation ne laisse entendre qu'une inspiration légèrement granuleuse au-dessus de la clavicule et un peu rude au-dessous ; ces signes se retrouvent en arrière. A droite, la respiration est obscure sans bruits anormaux.

Soumis au traitement hydrothérapique pendant toute la durée de son séjour au sanatorium, le malade voit disparaître tous les accidents de neurasthénie, en même temps que la cicatrisation fibreuse intervient. Il sort le 7 septembre 1901, en état de guérison apparente.

Quoi qu'il en soit de l'interprétation admise, nous dirons que les symptômes de neurasthénie suivent, en général, une marche parallèle à l'évolution des lésions tuberculeuses, et que l'amélioration ou la disparition de celles-ci entraînent le plus souvent la disparition des manifestations neurasthéniques.

Il nous resterait encore à parler des troubles occasionnés par l'intoxication sur l'appareil cardio-vasculaire et, principalement, de la tachycardie qui a été donnée par certains auteurs comme ayant une réelle valeur pronostique. Nous envisagerons ce point de vue dans le chapitre spécial aux manifestations de la guérison sur l'appareil circulatoire.

II. **La Fièvre.**

« La fièvre, dit Dettweiller, est un des phénomènes morbides les plus complexes; elle comprend un ensemble de troubles fonctionnels dont la nature nous échappe. L'élévation de la température qu'elle provoque, son influence sur la circulation et la respiration, les troubles digestifs qu'elle détermine, de même que ceux dans les fonctions sécrétoires, excrétoires et sensorielles, mais, avant tout, les modifications qu'elle amène dans les tissus et les organes, tous ces phénomènes lui donnent une puissance magique. »

Ce symptôme est banal, constant ; il se rencontre, dans la tuberculose pulmonaire, dans toutes les périodes actives de la maladie, aussi bien tout à fait au début, alors que les tubercules, en voie d'organisation, ne donnent encore aucun signe d'auscultation, qu'à la période de désorganisation ou à la période d'hecticité.

Cette élévation de la température a été étudiée par de nombreux auteurs, surtout en ces dernières années, et il n'est pas un travail sur la tuberculose pulmonaire où l'importance de la température chez les tuberculeux n'ait été signalée. Cette manifestation de l'état morbide nous paraît être du plus haut intérêt, tant au point de vue diagnostic et pronostic qu'au point de vue des indications thérapeutiques qui peuvent découler de son absence ou de sa présence.

Qu'est-ce donc que la fièvre tuberculeuse? Est-elle seulement caractérisée par une ascension thermique notable, et doit-on, exclusivement, considérer comme fébricitants, les malades présentant le soir, une température de 37°8 et au-dessus? Nous ne le pensons pas, et croyons que l'écart entre les températures matinale et vespérale, l'irrégularité de la courbe thermique, doivent être un élément d'appréciation. D'où la nécessité des courbes de température régulières. Le tuberculeux doit s'astreindre à consulter son thermomètre plusieurs fois par jour, non seulement à des heures fixes, qui servent de points de repère, mais encore à des moments divers de la journée, et principalement chaque fois qu'un travail quelconque aura été fait. Car il n'est pas rare de trouver des accès de fièvre passagers, se produisant en dehors des heures où le malade prend habituellement sa température. De cette manifestation découleront des indications thérapeutiques spéciales qu'il importe de ne pas omettre.

Il nous faut, maintenant, nous demander quelle est la signification de la fièvre chez un tuberculeux. On peut, nous semble-t-il, établir trois catégories bien distinctes :

1° Signalons tout d'abord, l'élévation thermique qui est, pour ainsi dire, la règle, les premiers jours de l'arrivée à l'altitude. Elle est très légère et passe inaperçue si la prescription du repos absolu est suivie. Nous ne nous y arrêterons pas, car cet état fébrile n'est qu'une manifestation de la suractivité des échanges intimes due à l'altitude, et qui sera étudiée avec ce facteur de guérison.

2° La fièvre tuberculeuse proprement dite. — La courbe thermique offre alors des aspects bien caractéristiques : ou c'est une température soutenue, à exacerbation vespérale, ou présentant le type inverse de Spengler, ou une courbe modérée et soutenue caractéristique de la suppuration ou de la néoformation continue de tubercules fibreux, ou la courbe à grandes oscillations des caséeux.

Les nombreuses courbes de température, que nous avons eues sous les yeux, nous permettent d'affirmer que, dans la majorité des cas curables, cette fièvre n'existe pas, ou n'existe que d'une façon toute passagère. Sa présence soutenue, sa résistance à l'action thérapeutique et hygiénique, est l'indice, d'une façon générale, soit d'une tuberculose aiguë, soit de l'évolution rapide d'une tuberculose ulcéreuse, en tout cas d'une tendance évolutive, de fâcheux augure, de la maladie. Certains auteurs expliquent encore cette fièvre par les infections secondaires : nous verrons ultérieurement l'opinion que nous nous sommes faite de cette interprétation.

Quoi qu'il en soit, la présence d'une température soutenue, qu'elle affecte le type normal, le type inverse, ou le type hectique, est un élément de pronostic de la plus haute importance. Cette fièvre ne peut être vaincue ni par le repos, ni par l'aération, ni par les antithermiques, et, dès à présent nous pouvons dire que sa persistance et, *a fortiori*, son augmentation, après une quinzaine de jours, est une contre-indication absolue à la cure d'altitude. Nous produisons, à l'appui de cette affirmation, des courbes de température caractéristiques, et le pronostic grave fait en présence de cette température élevée ne s'est jamais trouvé démenti.

COURBE I[1] (2) (Température buccale)

D... Marie, vingt et un ans. Séjour de douze jours. Entrée le 23 août 1900. Sortie le 4 septembre 1901. Décédée en juin 1901.

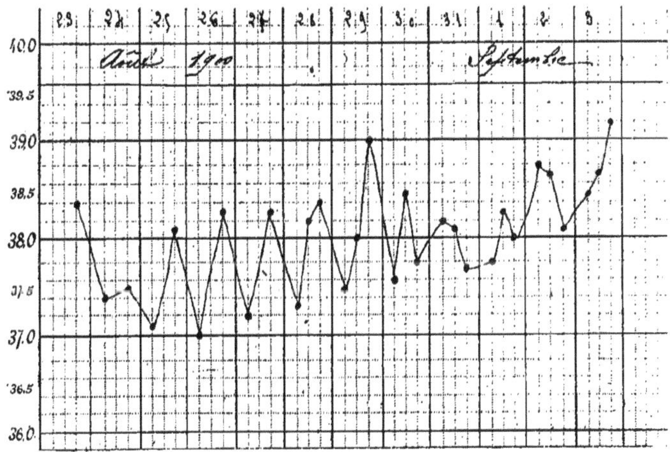

Infiltration scléreuse disséminée du lobe supérieur gauche. Poussée caséeuse du sommet gauche en avant.

[1] Nous arrêtons généralement nos courbes au moment où l'apyrexie devient définitive.

Courbe II (82). (Température buccale)

G..., Joseph, trente et un ans. Teinturier. Séjour de trente-deux jours. Entré le 28 janvier. Sorti le 2 mars 1901. Décédé en juin 1901.

Tuberculose pulmonaire à forme fibro-caséeuse. Poussée actuelle à gauche; évolution active.

3° La fièvre peut encore, et c'est le cas le plus fréquent, être l'indice d'une poussée congestive, liée à un mouvement fluxionnaire ou d'une complication intercurrente, telle que pleurésie, pneumothorax, ou d'une congestion extra-pulmonaire, telle que la menstruation ou encore d'une localisation extra-pulmonaire de la tuberculose. Enfin, l'élévation de la température peut simplement être le résultat d'un excès de fatigue. Cette dernière manifestation tire son importance des indications qui peuvent en résulter au point de vue thérapeutique.

La valeur pronostique de cette dernière catégorie de fièvre est moins grande que celle de la précédente. C'est, en général, une fièvre passagère, influençable par le repos, la cure d'air et les vaso-constricteurs.

Dans tous les cas, quelle que soit la nature de la fièvre, il faut noter la concomitance de la tachycardie, non à cause de la valeur pronostique que certains auteurs ont voulu lui accorder, mais, quel que soit son mécanisme, à cause du parallélisme ordinaire entre la courbe thermique et la courbe cardiaque.

En possession de ces données, nous pouvons conclure que, seules, sont susceptibles de disparition, les manifestations thermiques liées à une évolution tuberculeuse localisée, non extensive, à marche lente, ou à un mouvement fluxionnaire pulmonaire ou extra-pulmonaire.

Dans ces cas, comment se produit la défervescence? La chute brusque de la température est absolument exceptionnelle. Le plus ordinairement, on note une défervescence progressive, produisant une courbe de température régulière, en lysis, pour aboutir à une normale. L'apyrexie, une fois obtenue, se maintient le plus souvent. Et cette apyrexie peut être obtenue à toutes les périodes de la maladie, aussi bien au début, alors que les signes d'auscultation, à leur minimum ou même absents, s'accompagnent d'une élévation thermique, qu'à des périodes plus avancées, alors même qu'il existe de la désorganisation du tissu pulmonaire ou des cavernes localisées.

Courbe III (Communiquée par M. le Dr Dumarest)

Température rectale — Forme ulcéreuse localisée. — Caverne à droite.

Courbe IV (Communiquée par M. le Dr Dumarest)

Température rectale. — Forme caséeuse ulcéreuse localisée.

Courbe V (86) (Température buccale)

R..., Georges, dix-sept ans et demi. Cordonnier. Séjour de quatre mois. Entré le 9 novembre 1900. Sorti le 6 mars 1901.

(Voir la planche de ces courbes, pages 36-37.)

Tuberculose fibro-caséeuse. Poussée congestive du sommet gauche. Léger ramollissement, en voie de réparation. Hémoptysies.

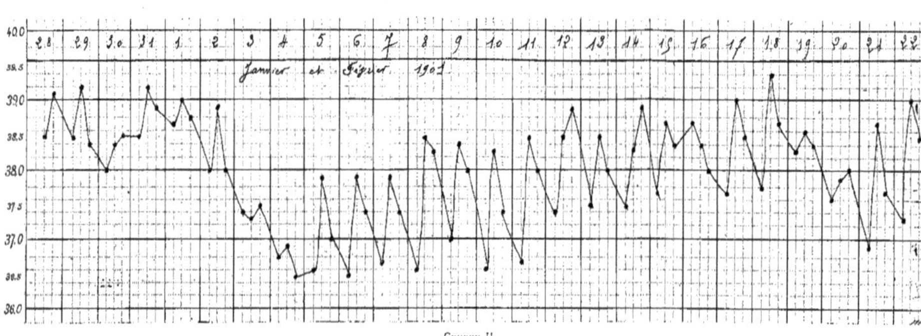

Courbe II

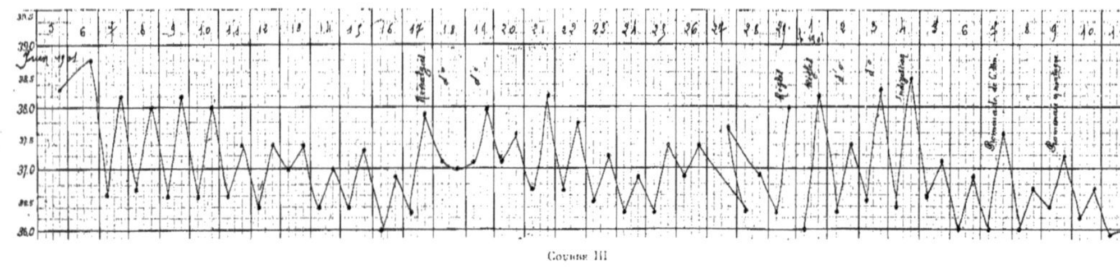

Courbe III

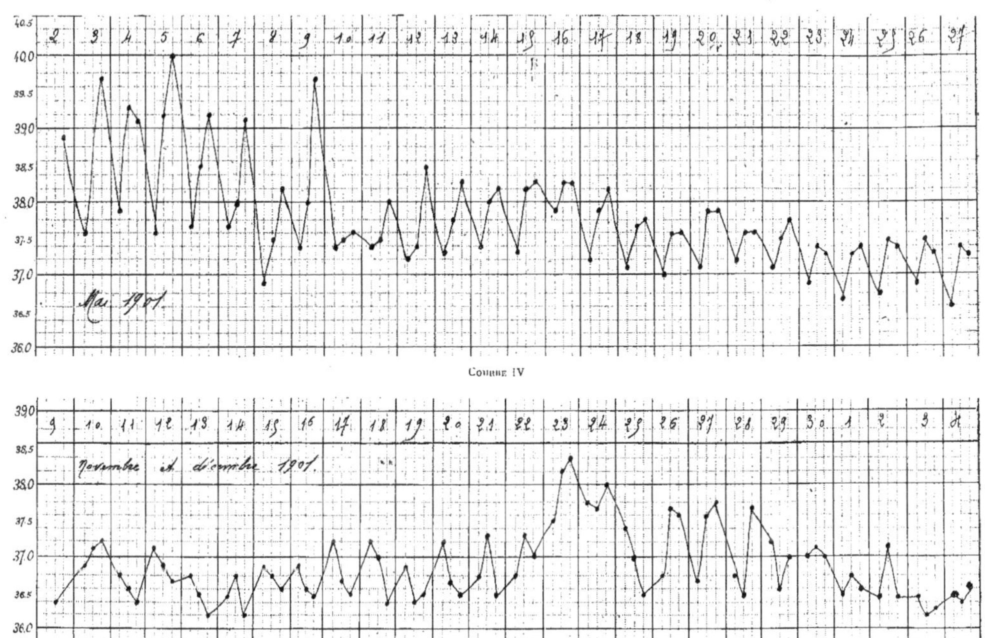

Courbe IV

Courbe V

Il est à remarquer, dans les courbes que nous produisons, combien la défervescence est progressive, lente. Si l'apyrexie n'intervient pas, on note (courbes I et II) une élévation progressive de la température.

Nous poserons donc, comme conclusion générale de ce chapitre : 1° Que la persistance d'une température élevée, sans tendances à la défervescence, pendant plus d'une quinzaine de jours, est une contre-indication absolue au séjour à l'altitude ; — cette température résulte, soit de l'évolution d'une tuberculose aiguë ou subaiguë, ou d'une tuberculose ulcérée, dont la désinfection n'est plus possible, — tous cas, dans lesquels l'action excitante de l'altitude est plus nuisible qu'utile; — 2° Que la tuberculose localisée, apyrétique, est, le plus généralement, d'un pronostic favorable.

III. **Les sueurs nocturnes.**

Ce symptôme, aussi fréquent que le précédent, affecte un rapport très étroit avec lui, et, bien souvent, l'évolution de l'un est solidaire de l'autre ; tous deux, à notre avis, doivent reconnaître la même cause, l'intoxication, soit qu'on admette l'intoxication tuberculeuse simple, soit les infections mixtes causées par des associations microbiennes.

Nous rappellerons que, en dehors de la tuberculose bien établie, à toutes les périodes, les sueurs nocturnes sont un symptôme important de la période du début, un de ceux sur lesquels le malade attire le mieux l'attention. A l'occasion du moindre effort pendant le jour, mais surtout au cours du sommeil, des sueurs abondantes, localisées d'abord, puis généralisées, se produisent, pouvant aller jusqu'à mouiller la literie du malade.

Une des manifestations les plus rapides, les plus constantes de l'amélioration, est la disparition complète des sueurs nocturnes. Cet effet est d'autant plus facile à constater que les malades signalent eux-mêmes cette disparition, en insistant sur le bien-être qui en résulte. Le tuberculeux n'est plus alors le malade évitant le moindre effort pendant le jour, ne pouvant plus dormir pendant la nuit, et se trouvant, chaque matin, plus épuisé que la veille par l'absence de sommeil. Tous les organes, soumis à sa bienfaisante influence, reprennent leurs fonctions normales, et le tuberculeux, comme nous le disait un de nos malades, se sent renaître à la vie.

Comment expliquer cette disparition des sueurs ? Un certain nombre d'auteurs admettent l'influence exclusive de l'aération. Sous l'influence de ce facteur, l'évaporation cutanée se ferait mieux, l'air étant plus sec, et, en même temps moins chargé de vapeur d'eau, par suite de son renouvellement incessant, et l'évaporation plus rapide, plus abondante, rendrait moins sensible, subjectivement, la sudation.

Cette théorie, prise isolément, ne nous semble pas expliquer, d'une façon satisfaisante, la disparition des sueurs. Celles-ci s'évaporeraient plus rapidement, seraient moins sensibles pour le malade, mais la diminution de leur quantité même reste inexpliquée. Aussi, sommes-nous tenté d'admettre, pour expliquer cette disparition, une désintoxication progressive de l'organisme qui se traduirait, non seulement par la disparition des sueurs, mais encore par celle de son symptôme concomitant, la fièvre. Nous verrons d'ailleurs, au chapitre spécial de l'altitude, que la désinfection des plaies pulmonaires, condition essentielle de la désintoxication de l'organisme, est un des résultats de la cure d'air.

Au reste, les résultats obtenus par M. le professeur Arloing, à l'aide des injections de sérum anti-tuberculineux, tendent à nous faire admettre cette explication. Nous ne pouvons publier les résultats obtenus, car ils font, actuellement, l'objet d'un travail spécial : il nous suffira d'avoir apporté ce fait à l'appui de notre affirmation.

Quelle que soit, d'ailleurs, l'explication admise, une conclusion bien nette s'impose : les sueurs nocturnes disparaissent rapidement dans la majorité des cas, par l'aération, comme en témoigne l'observation ci-dessous. Elles disparaissent même dans les cas très avancés, comme notre observation en est la preuve : aussi, la cure d'air est-elle utile, même aux cachectiques, manifestement incurables, puisqu'elle supprime pour eux tous les symptômes pénibles. Dans les cas assez rares où ce symptôme persiste, il rentre dans la classe des intoxications graves, signalées dans un chapitre précédent, et le pronostic doit se trouver modifié, comme il a été dit.

OBSERVATION V

(Communiquée par M. le Dr Dumarest.)

Forme fibro-caséeuse, parenchymateuse, évolutive.

M..., Georges, vingt-huit ans. Artiste dramatique. Arrive à Hauteville le 20 novembre 1901.

Rien de particulier à noter dans les antécédents personnels ou héréditaires. Tempérament très nerveux.

Les premiers symptômes de tuberculose peuvent être reportés à il y a dix huit mois environ. Amaigrissement, perte des forces, toux et expectoration très modérées, puis, il y a trois ou quatre mois, sueurs nocturnes profuses obligeant le malade, non seulement à changer de linge cinq fois par nuit, mais arrivant encore à mouiller la literie. En même temps, température atteignant 40 degrés, ce qui n'empêche pas le malade de continuer ses occupations. A bout de forces, il vient à Hauteville.

A l'arrivée, la température est de 39 degrés; les sueurs sont profuses, comme il a été dit.

21 novembre. — La température est encore de 39 degrés, mais, pendant la nuit, le malade n'a plus été obligé de se changer. Il y avait cependant encore des sueurs, mais déjà plus modérées.

22 novembre. — La température maxima est de 38°5; il ne presiste plus, pendant la nuit, qu'une légère sensation de moiteur et seulement tous les deux jours.

8 décembre. — Les sueurs ont totalement disparu; la température maxima est de 37°8.

23 décembre. – Nous voyons le malade. Depuis quinze jours, il n'a pas noté une seule transpiration nocturne ; la température est en décroissance [1].

IV. La toux et l'expectoration.

1° **La toux.** — La diminution de fréquence de la toux, dans tous les cas, sa disparition possible, tels sont les faits qui ressortent clairement des observations de nos malades.

Nous insisterons peu sur l'importance de ce symp-

[1] Nous renvoyons, pour un fait du même ordre, à l'observation XIX, tout aussi démonstrative que celle que nous venons de citer.

tôme, très bien étudié dans tous les ouvrages de phtisiothérapie. Sa valeur diagnostique est considérable et c'est sa persistance qui, le plus souvent, attire l'attention des malades. Son importance, au point de vue fonctionnel, est également à retenir, car chacun sait les multiples inconvénients auxquels elle donne lieu journellement : sueurs, lassitude, congestion de la face, vomissements, et élévation de la température. Toutes ces manifestations ayant forcément une répercussion sur l'état général, il est de la plus haute importance que leur cause soit supprimée ou diminuée de fréquence. Nous ne citerons pas, actuellement, d'observations spéciales pour démontrer la possibilité de ce fait : il est noté dans le plus grand nombre des observations que nous publions.

Un point plus intéressant, car il comporte les indications thérapeutiques dont dépendra la disparition progressive de la toux, est l'étude de la cause de ce symptôme.

Rien n'est plus variable que la toux du tuberculeux dans ses manifestations extérieures. Il y a toute une gamme entre le raclement incessant de la gorge de la période de début, et la toux grasse, sonore, humide, du cavitaire. L'une comme l'autre ont une signification spéciale : la première est inutile, et, par conséquent doit être évitée ; l'autre sert à évacuer les sécrétions bronchiques, elle est indispensable au tuberculeux.

Dès la période initiale de la tuberculose, le malade tousse. Parfois, ce n'est qu'une petite toux, se produisant le matin au réveil, et n'amenant aucune expectoration ou une expectoration absolument muqueuse.

D'autres fois, au contraire, c'est une toux incessante, un raclement continuel de la gorge, amenant par les efforts qu'elle provoque, de la congestion, des vomissements, et tous les symptômes énumérés plus haut. Elle reconnaît comme origines soit la présence de mucosités dans les voies respiratoires supérieures, soit une laryngite tuberculeuse au début. L'examen des voies respiratoires donnera la cause de cette toux, le plus souvent inutile nous le répétons. Elle doit donc être proscrite, et une indication thérapeutique : la réglementation de la toux, en découle. Chez les tuberculeux plus avancés, cette « toux d'irritation » peut également se rencontrer, et doit être proscrite pour les mêmes raisons. Toute autre doit être la conduite à tenir vis-à-vis de la toux évacuatrice : celle-ci doit être respectée. Les malades doivent s'habituer à ne tousser que pour expectorer, et ils arrivent rapidement à ce résultat. Chez certains d'entre eux, cependant, la toux restera fréquente, car l'expectoration abondante nécessite des évacuations répétées. Cette fréquence diminuera avec la quantité d'expectoration, rapidement obtenue comme nous le verrons.

Une autre cause peut encore influer sur la fréquence de la toux : les mouvements fébriles. Nous avons remarqué que toute ascension thermique soutenue s'accompagne d'une toux plus fréquente. Bien des malades reconnaissent le moment de leur ascension thermique à la quinte qui l'accompagne. Ce fait n'a pas été seulement constaté chez les tuberculeux, M. Arloing l'a constaté lors d'une hyperthermie dans un cas de rougeole. La raison de ce fait est difficile à donner; peut-être, cependant, pourrait-on admettre que la sécheresse de la bouche et la dessication de l'orifice laryngé ne sont pas étrangers à cette augmentation de la toux.

Enfin, nous attirerons l'attention sur ce fait que certains tuberculeux, même à la période de ramollissement, même cavitaires. ne toussent pas, ne crachent pas. Ce fait est intéressant, car, si on se rappelle combien certains tuberculeux cavitaires offrent l'apparence d'une santé florissante, on voit toute l'importance qu'acquiert l'auscultation chez ces malades dont l'attention n'est pas tenue en éveil par une toux incessante. A l'appui de ce fait nous présentons l'observation suivante :

OBSERVATION VI (293).

P..., Franceline, vingt-neuf ans. Femme de chambre. Séjour de quatre mois. Entrée le 8 juin 1901. Sortie le 5 octobre 1901.

Infiltration corticale bilatérale disséminée, des sommets, fibro-caséeuse. — Rétrécissement mitral. — Hémoptysies. — Pas d'expectoration. — Poids, 53.200.

Pas d'antécédents héréditaires. Pas d'autres antécédents personnels que quelques adénites sous-maxillaires dans l'enfance.

Réglée à quatorze ans régulièrement pendant trois jours. Depuis le début de la maladie les règles sont peu abondantes.

Mariée à vingt ans. Mari mort accidentellement. Un enfant en bonne santé.

Les premiers symptômes paraissent remonter au mois de novembre 1899 : diminution des forces, amaigrissement, quelques sueurs nocturnes. Depuis lors l'amaigrissement a été lent, mais continu. En février, courte période de toux et d'expectoration. Le 13 avril, petite hémoptysie qui détermine l'entrée au sanatorium.

A l'entrée 8 juin 1901, l'état général est assez bon. La face est un peu amaigrie, normalement colorée. La toux et l'expectoration sont presques nulles. L'appétit et la digestion sont bons. Constipation habituelle.

T. = 37°5. P. = 100. Les urines ne contiennent pas d'albumine.

A la percussion, légère diminution de la sonorité à gauche. A l'auscultation : à gauche, dans la fosse sus-épineuse, le murmure vésiculaire est normal, un peu granuleux à la partie interne où la toux fait apparaître des froissements et des râles fins superficiels. Dans la fosse sous-épineuse, au voisinage de la colonne vertébrale, craquements fins inspiratoires, transformés par la toux en râles muqueux. A la base, légère rudesse respiratoire, sans bruits anormaux, ainsi que dans l'aisselle.

En avant la respiration normale est un peu bruyante, sans bruits anormaux. Après la toux, foyer de râles sous-crépitants fins à la partie moyenne sous la clavicule.

A droite dans la fosse sous-épineuse, respiration un peu obscure, granuleuse, traversée de quelques craquements mobiles. A la partie interne, pluie de râles fins superficiels, après la toux, se propageant un peu dans la fosse sous-épineuse, le long de la colonne vertébrale. Dans la fosse sous-épineuse, respiration normale à peu près exempte de bruits anormaux. Quelques craquements disséminés, très renforcés par la toux.

En avant respiration un peu rude avec quelques râles fins après la toux.

Au cœur : roulement présystolique, dédoublement du deuxième bruit.

22 septembre. — La toux est à peine marquée, l'expectoration nulle.

9 août. — La toux est peu fréquente, pas d'expectoration.

23 août. — Ni toux ni expectoration.

6 septembre. — Ni toux ni expectoration.

23 septembre. — Pas de toux, pas d'expectoration. Appétit et digestion bons. Température satisfaisante.

A gauche, dans tout le poumon, respiration rude, bruyante,

avec retentissement modéré de la voix. Pas de bruits anormaux dans la respiration normale. La toux fait apparaître des froissements et râles fins superficiels à la partie interne des fosses sus- et sous-épineuses. Râles en avant après la toux.

A droite : les signes sont ceux du début, cependant les râles ont disparu dans la fosse sous-épineuse. Quelques râles muqueux à la base.

5 octobre. — La malade quitte le sanatorium. Toujours ni toux ni expectoration.

Poids, 61 kg. 900 = + 8 kg. 700.

La cause essentielle de la disparition de la toux et de l'expectoration est l'air froid et sec des altitudes. Nous l'étudierons dans un chapitre spécial.

2° **L'expectoration.** — Nous avons vu, dans le paragraphe précédent, que l'expectoration peut apparaître dès le début de la tuberculose pulmonaire, accompagnant la toux signalée pendant cette période. Elle revêt alors des caractères spéciaux et est presque absolument muqueuse. Bientôt des ilots purulents apparaissent, tout d'abord très rares, mais d'importance considérable, car ils permettent souvent de déceler le bacille de Koch. D'où la nécessité dans ces cas, alors que les signes d'auscultation sont très minimes, presque négatifs, de faire un examen bactériologique portant sur l'expectoration totale des vingt-quatre heures, et de rechercher avec soin les îlots purulents. La constatation du bacille servira alors à assurer le diagnostic, et fera réserver le pronostic jusqu'à nouvel examen.

OBSERVATION VII (87).

Sclérose disséminée bilatérale, plus accusée à droite. — Laryngite. — Rétrécissement mitral. — bacilles = 4 + 0. — Poids, 50 kg. 050.

B..., Françoise, vingt-six ans, domestique. Séjour de trois mois et demi. Entrée le 23 novembre 1900. Sortie le 8 mars 1901.

Pas d'antécédents héréditaires ni personnels. Constitution très vigoureuse. Réglée à quatorze ans régulièrement pendant trois jours.

Après une bronchite survenue au mois d'octobre 1898, la malade s'affaiblit progressivement jusqu'en juillet 1900. A ce moment, la toux s'installe d'une façon définitive. Anorexie absolue. Sueurs nocturnes. Laryngite avec extinction de voix. L'expectoration apparaît vers le 15 juillet.

A l'entrée l'état général est satisfaisant, la malade n'est pas anémiée. Les ongles sont légèrement hippocratiques. Toux et expectoration modérées. L'appétit est assez bon ; malgré une constipation assez marquée, la digestion est bonne. L'essouflement est assez accusé.

T. = 37°2. P. = 88. Les urines ne contiennent pas d'albumine.

A l'examen. 24 novembre, le thorax est plutôt étroit, les omoplates saillants. La sonorité, à la percussion, est un peu diminuée au sommet gauche en arrière. Au sommet droit elle est tympanique.

A droite, dans la fosse sus-épineuse, la respiration s'entend bien, l'expiration est prolongée. En se rapprochant de la colonne vertébrale, on entend, par intervalles, un ou deux craquements superficiels. La toux ne révèle pas d'autres bruits anormaux. Dans la fosse sous-épineuse, au niveau de la pointe de l'omoplate on perçoit également quelques craquements disséminés à la fin de l'inspiration. Ils ne sont pas modifiés par la toux.

En avant, la respiration est moelleuse, sans bruits anormaux.

A gauche, dans la fosse sus-épineuse, la respiration est légèrement obscure, son timbre est un peu rude, et tend à être granuleux mais il n'y a pas de râles proprement dits. Dans le reste de la hauteur, la respiration s'entend bien, sans bruits anormaux.

En avant, on entend, à l'inspiration, un ou deux craquements très lointains, au-dessus de la clavicule. Timbre respiratoire normal.

Au cœur : La pointe bat dans le cinquième espace intercostal, au-dessous du mamelon.

A la palpation, frémissement présystolique. A l'auscultation, roulement présystolique à maximum à la pointe et dédoublement du second bruit à la base.

Les vibrations vocales sont assez exagérées à droite, en avant et en arrière.

L'examen bactériologique dénote une grande quantité de bacilles.

Tous les signes d'auscultation ont disparu à l'examen suivant, 10 décembre. La toux et l'expectoration sont devenues insignifiantes.

24 janvier. — Devant l'absence de signes stéthoscopiques et la disparition presque complète de l'expectoration, on fait un nouvel examen bactériologique qui est négatif.

Au départ, le 7 mars, la toux et l'expectoration ont complètement disparu.

A l'auscultation, à droite, au sommet, respiration obscure sans bruits anormaux.

Au niveau et au dessous de l'épine de l'omoplate, le timbre respiratoire est un peu rude, inégal et granuleux. Pas de craquements.

En avant, rien d'anormal. Respiration rude.

A gauche, en avant et en arrière, pas de bruits anormaux.

Au cœur, léger roulement présystolique et dédoublement du second bruit.

L'examen bactériologique ne peut être fait, l'expectoration étant nulle.

Poids = 63 kg.350 = + 13 kg. 300.

15 octobre 1901. — La malade envoie de ses nouvelles : la guérison s'est maintenue.

On peut se demander quelle est la signification de cette contradiction apparente entre des signes d'auscultation presque négatifs, avec expectoration presque nulle, et, tout au moins, absolument transitoire, et un examen bactériologique très positif. Nous croyons que, dans ce cas, il faut penser à une lésion tuberculeuse très limitée siégeant sur la muqueuse de bronches déjà augmentées de volume, donnant des signes stéthoscopiques absolument localisés, presque impossibles à déterminer par suite de leur peu d'étendue. Les produits de cette lésion ramollie sont évacués dans l'expectoration, donnant un îlot purulent riche en bacilles; puis la cicatrisation de cette zone intervient, ne compromettant en rien la guérison absolue des lésions au début qui, elles, ont donné ou non des signes d'auscultation appréciables.

A une période plus avancée, l'expectoration change de nature. Tout d'abord muco-purulente, elle devient ensuite nettement purulente, puis numulaire, pastillée, adhérente, parfois striée de sang, ou présentant de véritables morceaux de matière caséeuse fourmillant de bacilles. L'expectoration est, alors, le plus souvent, très abondante, et est l'indice de lésions très avancées. Mais ce n'est pas là un symptôme caractéristique, car, non seulement des tuberculeux cavitaires ou à lésions caséeuses peuvent ne pas cracher (voir obs., VI). mais encore certaines formes de tuberculose, la forme bronchique, par exemple, est capable de donner une expectoration très purulente, très abondante, alors que les lésions tuberculeuses proprement dites, siégeant ordinairement sur les grosses bronches, avec des lésions de bronchite chronique surajoutées, sont réduites à leur minimum. Dans ce cas, le diagnostic devient très difficile, d'autant plus que l'examen bactériologique est le plus souvent négatif (voir obs. VIII). Il pourra, cependant être tranché par l'auscultation, car comme l'a souvent remarqué M. le Dr Dumarest, les bronchitiques chroniques en voie d'amélioration sont de purs emphysémateux, les tuberculeux à forme bronchique sont en même temps, à un degré quelconque, des scléreux. D'autre part, la localisation prédominante aux sommets ou aux bases éclaire le diagnostic.

OBSERVATION VIII (152).

Forme bronchique fibreuse bilatérale. — Emphysème. — Dilatation du cœur droit. — Pas de bacilles. — Poids = 64,150 — 70,200 = + 6 kg. 050.

M..., Louis, séminariste, vingt-quatre ans. Durée du séjour, six mois. Entré le 5 novembre 1900. Sorti le 8 mai 1901.

Il faut signaler, dans les antécédents héréditaires du malade, quatre frères et sœurs morts en bas âge.

Malgré une constitution assez vigoureuse, le malade a un passé pathologique chargé : pleurésie gauche à huit ans ; fluxion de poitrine à neuf ans ; à douze ans, diphtérie grave. Depuis lors, plus de maladies aiguës, mais le malade toussait tous les hivers, et notait un peu de sang dans ses crachats.

Depuis deux ou trois ans, persistance légère de la toux pendant l'été. Il n'y a jamais eu d'amaigrissement notable, jamais d'hémoptysie.

A l'entrée, l'état général est médiocre. Les ongles sont hippocratiques. Anémie assez marquée. Toux et expectoration abondantes. Les fonctions digestives sont normales. Pas de sueurs nocturnes.

T. = 37°4. Pouls = 96. Les urines ne contiennent pas d'albu mine.

A la percussion, la sonorité est diminuée des deux côtés, mai davantage à gauche dans la fosse sus-épineuse où la matité est absolue, avec résistance au doigt. En avant, tympanisme.

A l'auscultation, à droite, dans la fosse sus-épineuse, obscurité extrême, sauf au voisinage de la colonne vertébrale. A l'inspiration, craquements disséminés et très inconstants. Dans la fosse sous-épineuse et jusqu'à la base, même obscurité. De côté et d'autre, bruits bronchiques divers et disséminés.

En avant, obscurité également très marquée. Expiration prolongée. Pas de bruits anormaux, même après la toux.

A gauche, au sommet, la respiration s'entend à peine. Inspiration un peu saccadée. L'obscurité continue dans la fosse sous-épineuse et jusqu'à la base; presque pas de bruits adventices, craquements et sibilances disséminés. Les vibrations vocales sont plutôt diminuées. En avant, emphysème marqué sans bruits adventices.

Cœur : la pointe se localise mal. Les bruits sont sourds et se propagent nettement à l'épigastre. Les pulsations sont régulières; dédoublement du premier bruit; le second bruit est claquant.

L'expectoration, très purulente, ne contient pas de bacilles de Koch.

21 novembre. — L'état général s'améliore. La toux et l'expectoration restent stationnaires. A gauche, les signes n'ont pas varié. A droite, peu de modifications. Obscurité respiratoire toujours très marquée; cependant les bruits anormaux disséminés ont à peu près disparu.

5 décembre. — L'état général est bon sous tous les rapports.

La toux et l'expectoration sont stationnaires. A gauche, à l'extrême base, quelques râles disséminés. Dans le reste de la hauteur, respiration très silencieuse A la percussion, submatité et tympanisme au sommet.

A droite, dans la fosse axillaire, vers la base, quelques râles disséminés, inspiratoires. Pas de bruits bronchiques.

5 janvier. — Etat stationnaire au point de vue de la toux et de l'expectoration. Les signes stéthoscopiques sont en voie de disparition.

15 février. — La température est normale. La toux et l'expectoration ont diminué.

A gauche, obscurité respiratoire très marquée. La respiration est granuleuse par places, mais on n'entend pas de bruits anormaux. Au sommet, obscurité et rythme emphysémateux. Une ou deux sibilances.

A droite, mêmes signes qu'à gauche. Emphysème.

12 avril. — La toux et l'expectoration ont sensiblement diminué. L'état général est bon. Il n'y a plus, nulle part, de bruits anormaux, mais l'obscurité est très marquée, surtout à droite.

Au reste, nous croyons que, même dans le cas où le diagnostic est hésitant entre tuberculose à forme bronchique, et bronchite chronique pure, il faut être pessimiste et ordonner la cure d'altitude qui n'offre aucun inconvénient, et qui est susceptible d'améliorer et même de guérir les bronchitiques chroniques.

OBSERVATION IX (182).

Bronchite chronique. — Emphysème. — Tuberculose très douteuse. — Bacilles = 0 — 0. Poids = 54,500 — 64,475 = + 12 kg. 975.

S..., Aimé, vingt-deux ans, traceur. Séjour de trois mois. Entré le 19 mars. Sorti le 18 juin 1901.

Rien de particulier à signaler dans les antécédents héréditaires. Pas d'autres signes de scrofule que de la blépharo-conjonctivite chronique. Pas d'antécédents personnels.

Réformé du service militaire pour rétraction tendineuse de l'index droit.

Au début de 1898, après une période assez courte, pendant laquelle le malade avait noté des malaises généraux, la toux apparaît abondante, ainsi que l'expectoration.

Amaigrissement très marqué. Sueurs nocturnes profuses. Perte des forces. Anorexie absolue.

Le malade continue à travailler malgré quelques interruptions.

Les symptômes morbides s'accentuent, puis le repos amène une amélioration de l'état général.

Rien de particulier à signaler dans l'histoire du malade.

Il n'y a jamais eu d'hémoptysie.

Il se plaint surtout d'une toux incessante, d'une expectoration abondante et d'une diminution progressive des forces.

A l'entrée, l'état général est assez bon ; il y a un peu de décoloration des muqueuses.

Les fonctions digestives sont normales, l'appétit bon. Pas de sueurs nocturnes. L'essoufflement est très accusé.

T. = 36°9. Pouls = 112.

Les urines ne contiennent pas d'albumine.

La percussion donne une sonorité un peu tympanique au sommet droit, encore apparente à gauche quoique moins marquée.

A l'auscultation, à droite, dans la fosse sus-épineuse, la respiration est un peu bruyante, malgré un rythme légèrement emphysémateux. Pas de bruits anormaux dans toute la hauteur, si ce n'est, à la base, quelques ronchus inspiratoires. En avant, respiration nettement emphysémateuse, toujours un peu rude.

Les vibrations vocales sont plutôt diminuées.

A gauche, la respiration est moins rude, toujours emphysémateuse, sans bruits anormaux dans toute la hauteur en arrière. En avant, pas de bruits anormaux. Les vibrations sont manifestement diminuées.

Au cœur, les bruits sont nettement propagés à l'épigastre et le premier est dédoublé.

L'examen bactériologique est négatif. L'expectoration est gommeuse.

18 avril. — La température est normale et régulière, l'état général excellent sous tous les rapports. La toux et l'expectoration ont presque complètement disparu.

Il n'y a toujours pas de bruits anormaux à l'auscultation. Les ronchus de la base droite ont même disparu. Les modifications respiratoires subsistent.

1er mai. — La température est régulière. Il n'y a plus de toux, à peine un peu d'expectoration. Toujours pas de signes d'auscultation.

10 juin. - L'expectoration est, maintenant, presque nulle ; pas de toux. A l'auscultation, emphysème, plus de signes de bronchite, vibrations partout diminuées. Le malade est autorisé à partir.

Toutes ces considérations envisagées, il nous reste à nous demander ce que devient l'expectoration lors de l'amélioration, puis de la guérison.

La première constatation faite, habituellement dès la première quinzaine de séjour à l'altitude, est une modification dans l'aspect de l'expectoration : fluidité plus grande, teneur moins considérable en îlots purulents. Puis la quantité d'expectoration diminue, souvent de moitié d'emblée, et, enfin, lorsque la cicatrisation intervient, l'expectoration tend à devenir exclusivement muqueuse, puis se tarit complètement. Nous citons une observation caractéristique à ce propos. Le fait est, d'autre part, constaté dans la plupart des observations produites. Nous rappellerons enfin que l'expectoration peut disparaître sans cicatrisation absolue des lésions pulmonaires.

OBSERVATION X (171).

Sclérose bilatérale, disséminée, des sommets. Début bronchique. Poids = 59.175 — 70 kilogrammes = + 10 kil. 825 gr. Bacilles = 1,5 — 0. Disparition de l'expectoration.

M... Péroline, trente-quatre ans, couturière. Séjour de cinq mois et demi. Entrée le 28 décembre 1900. Sortie le 8 juin 1901.

Dans les antécédents héréditaires de la malade, on note que sa mère est morte à cinquante-trois ans, probablement tuberculeuse et qu'un de ses frères est mort à vingt-quatre ans tuberculeux.

Pas d'antécédents morbides autres que les maladies de l'enfance.

Réglée à seize ans, régulièrement pendant cinq jours. Mariée à vingt-cinq ans. Mari bien portant, un enfant en bonne santé.

Au mois de décembre 1899, après une période de grande fatigue pendant laquelle le malade constata une diminution assez considérable des forces et de l'appétit, apparition de la toux, fréquente dès le début, et de l'expectoration, tout d'abord modérée.

En même temps, apparaissent des sueurs nocturnes abondantes. Amaigrissement modéré. Cet état se maintient jusqu'en février. A cette date, pneumonie gauche.

Au mois de mars, séjour de six mois à Hyères, qui amène une amélioration notable.

A son retour à Lyon (15 avril), la malade a une poussée congestive, avec température élevée, sueurs nocturnes profuses, augmentation de la toux et de l'expectoration.

Elle va alors faire un premier séjour à 750 mètres d'altitude. La température tombe, les sueurs nocturnes disparaissent, la toux et l'expectoration diminuent, il se produit une augmentation de poids de 7 kilogrammes. Cet état se maintient jusqu'à l'entrée au Sanatorium.

A l'arrivée, l'état général est bon. Les fonctions digestives et l'appétit sont normaux. La toux est assez fréquente, l'expectoration modérée. Un peu d'essoufflement.

T. = 37°4. Pouls = 116.

Les urines ne contiennent pas d'albumine.

A l'examen, le thorax est un peu étroit ; il n'y a pas d'adénopathies apparentes ; les doigts sont légèrement spatulés.

La percussion dénote une diminution très sensible de la sonorité à gauche, en arrière, avec un peu de résistance au doigt au sommet. En avant, élévation du son.

La percussion y est un peu douloureuse.

A l'auscultation, à droite, dans la fosse sus-épineuse, obscurité assez accusée. A la partie externe, les grandes inspirations provoquent un foyer de râles sous-crépitants mélangés de bruits bronchiques, renforcés par la toux. Au-dessous de l'épine de l'omoplate, ces bruits se continuent, avec prédominance de bruits bronchiques.

Rien à la base. En avant, la respiration s'entend bien, sans bruits anormaux, même après la toux.

A gauche, dans la fosse sus-épineuse. respiration un peu obscure, sibilances, pas de râles fixes, mais, après la toux, quelques bouffées, disséminées, de râles fins. Rien d'anormal jusqu'à la base. En avant, la respiration normale s'accompagne de quelques râles fins inspiratoires, renforcés par la toux.

Au-dessus de la clavicule, petit foyer de râles fins mélangés de bruits bronchiques.

Les vibrations sont très augmentées en avant, à droite, modérément en arrière, et très manifestement à gauche, en avant et en arrière.

L'examen bactériologique montre une quantité modérée de bacilles (1,5), dans une expectoration muco-purulente non adhérente.

16 janvier. — L'état général est très bon. La toux et l'expectoration diminuent.

A gauche, la respiration est toujours obscure, presque sans bruits anormaux. Quelques râles fins disséminés au voisinage de la colonne vertébrale, plus marqués après la toux au niveau de l'épine de l'omoplate. — En avant, la respiration normale est exempte de bruits anormaux. Après la toux, petit foyer de râles fins au-dessus de la clavicule.

A droite, en arrière, respiration obscure, sans bruits anormaux même après la toux.

29 janvier. — La toux est très modérée, plus d'expectoration. La température est normale.

A gauche, en arrière un ou deux craquements inspiratoires près de la colonne vertébrale.

Pas de râles proprement dits même après la toux. En avant, petits foyers de râles sous-crépitants fins après la toux au-dessus et au-dessous de la clavicule. A droite, légère augmentation des vibrations vocales, obscurité, pas de bruits anormaux.

12 février — Toujours pas de toux ni d'expectoration.

12 mars. — Même absence de toux et d'expectoration. L'état général est très bon.

A gauche, après la toux, quelques râles au voisinage de la colonne vertébrale dans la fosse sous-épineuse. — En avant, râles très mobiles après la toux.

A droite quelques craquements très fins et très mobiles au tiers externe de la fosse sus-épineuse, après la toux seulement.

23 avril. — Toujours ni toux, ni expectoration.

21 mai. — Toujours pas de toux ; un peu d'expectoration le matin.

4 juin. — L'état général est excellent. La température est normale et régulière. Pas de toux, pas d'expectoration.

A gauche, dans la fosse sus-épineuse, respiration obscure, respiration prolongée, sans rudesse. Pas de bruits anormaux. — En avant, sous la clavicule, la première inspiration qui suit la toux s'accompagne de quelques râles sous-crépitants fins. Dans la respiration normale, quelques petits craquements à la partie la plus externe. On les retrouve au-dessus de la clavicule.

A droite, respiration absolument silencieuse, un peu emphysémateuse.

La malade quitte le sanatorium.

Comment expliquer cette diminution, puis cette disparition de l'expectoration? Nous croyons qu'on peut invoquer ici la plus grande ventilation du poumon, capable d'amener un assèchement plus considérable et plus rapide des lésions pulmonaires suppurantes. Ce n'est là qu'une simple hypothèse qui pourra être vérifiée à l'aide de nombreuses expériences de spirométrie. Si, d'une part, on admet que (comme cela est réellement), l'air des altitudes est plus sec que celui de la plaine, et que, d'autre part, la spirométrie nous accuse une ventilation plus active du poumon pendant le séjour à la montagne, l'explication que nous proposons pourra être admise.

Au reste les expériences de Steffen, Marcet et Veraguth ont montré que l'air inspiré se réchauffant dans les poumons, l'air expiré peut avoir ainsi un degré hygrométrique plus élevé que l'air inspiré.

Ce qui est plus certain, c'est la désinfection progressive des plaies pulmonaires : l'expectoration se trouve diminuée par suite de la moins grande production de matière purulente et de mucus bronchique.

De tout cela, un fait ressort nettement : l'expectoration des tuberculeux est susceptible de diminution et même de disparition. Cette disparition doit entrer en ligne de compte dans le diagnostic de guérison, bien que, dans certains cas et dans certaines formes (bronchite catarrhale superposée), sa persistance ne soit pas un indice certain de non-guérison.

V. **Les Bacilles.**

Avant d'aborder l'examen des modifications que subit le bacille de Koch dans l'amélioration ou la guérison, nous devons exposer quelles ont été les méthodes de coloration et de numération employées.

Nos préparations, au nombre de dix-huit cents environ, ont toutes été faites suivant la méthode de Ziehl-Neelsen, avec décoloration à l'alcool lactique et recoloration au vert de méthyle.

Pour la numération des bacilles, nous avons adopté une échelle variant de o à 5, le premier nombre répondant à une préparation dépourvue de bacilles, le dernier à un nombre considérable de bacilles dans la préparation. Pour attribuer un chiffre de cette échelle, nous avons toujours eu soin d'examiner soigneusement nos préparations tout entières, de manière à ne pas tomber sur des points plus ou moins riches en bacilles et fausser ainsi les résultats. Nous estimons que ce mode de numération est aussi précis que n'importe quel autre, et les nombreuses expériences de contrôle auxquelles nous nous sommes livré, nous ont permis de reconnaître l'exactitude de nos appréciations.

A l'aide de ces moyens nous avons recherché le bacille de Koch dans l'expectoration de tous nos malades, à l'entrée et à la sortie. Et nous nous sommes bien persuadé de toute l'importance de cette recherche. Elle permet, en particulier, de poser le diagnostic de tuberculose, de façon précise, chez les malades qui ne présentent pas d'altération de l'état général, pas de fièvre, pas de signes d'auscultation caractéristiques, et qui, cependant, toussent et expectorent. L'observation ci-dessous est absolument saisissante à ce point de vue.

OBSERVATION XI (354).

Sclérose disséminée à forme bronchique bilatérale: froissements pleuraux au sommet droit; léger point de ramollissement à la partie interne de la fosse sus-épineuse droite.

R... Claudine, vingt-quatre ans, couturière. Séjour de quatre mois. Entrée le 6 août. Sortie le 1er décembre 1901. — Poids = + 4 kg. 650. — Bacilles = 1,5 + — 0 (?).

Rien de particulier à signaler dans les antécédents héréditaires ou personnels. Réglée à dix-sept ans, régulièrement pendant quatre jours.

Début, il y a un an, par une diminution des forces et perte de l'appétit. La toux est apparue en novembre dernier. Depuis trois mois, ce symptôme est devenu très fréquent, accompagné d'élévation de la température, de petites hémoptysies survenant le matin, et d'expectoration abondante.

A l'entrée (6 août), la toux et l'expectoration sont très réduites. Pas de sueurs nocturnes. Appétit médiocre. L'état général est satisfaisant.

T. = 37°1. P. = 116. Les urines ne contiennent pas d'albumine.

A l'auscultation : à droite, dans la fosse sus-épineuse, la respiration s'entend bien. A la fin de l'inspiration, elle s'accompagne, à la partie la plus interne, de quelques froissements très inconstants. Dans le reste de la hauteur et en avant, respiration normale, peut-être un peu rude, avec légère exagération des vibrations.

A gauche en arrière, au sommet, légère diminution de la sonorité et augmentation des vibrations. Cependant la respiration ne présente ni obscurité ni rudesse.

L'examen bactériologique donne un résultat positif traduit par + 1,5.

4 septembre. — Devant l'auscultation toujours aussi négative, un nouvel examen bactériologique est fait. Son résultat est identique à celui du premier.

20 septembre. — A l'occasion de la menstruation, des signes positifs d'auscultation apparaissent, constitués par des râles fins, lointains, provoqués par la toux à la partieinterne de la fosse sus-épineuse droite.

Ces signes vont d'ailleurs en diminuant à chaque auscultation, et au départ, 29 novembre, l'auscultation donne les signes suivants : à droite, respiration rude en avant et dans la fosse sus-épineuse, avec grand retentissement de la voix, surtout à la partie interne de cette dernière région où la toux fait apparaître un ou deux craquements très fugaces et très inconstants au début de l'inspiration.

L'état général est bon sous tous les rapports. La toux et l'expectoration sont à peine marquées.

Dans d'autres cas, au contraire, malgré des signes d'auscultation très nets, malgré une altération notable de l'état général, et une température au-dessus de la normale, malgré même la présence de cavernes donnant des signes bien nets à l'auscultation, il est impossible de trouver des bacilles dans l'expectoration.

OBSERVATION XII (142).

Forme bronchique. — Poussée fibro-caséeuse du lobe supérieur droit. — Emphysème.

G... Giovanni, trente-deux ans. Séjour de huit mois. Entrée le 2 septembre 1900. Sorti le 29 avril 1901. Bacilles 0-0-0.

Pas d'antécédents héréditaires. Il faut noter dans les antécédents personnels une bronchite à dix ans, ayant duré deux ou trois mois. A seize ans, quelques crachats sanglants sans amaigrissement ni perte de forces. A vingt-deux ans, laryngite avec extinction de voix qui persiste jusqu'à l'âge de trente ans. En 1892, hémoptysie assez abondante. Cet accident se reproduit en 1894 et en 1899.

Depuis 1892, toux et expectoration abondantes ; sueurs nocturnes intermittentes ; diminution des forces et de l'appétit ; amaigrissement marqué malgré une cure méthodique et suivie au bord de la mer en Italie.

A l'entrée, l'amaigrissement est assez marqué, le thorax étroit, les omoplates saillants. La toux est modérée, mais l'expectoration est très abondante. Peu de sueurs nocturnes. Les fonctions digestives sont satisfaisantes.

T. = 36°7. P. = 80. Les urines ne contiennent pas d'albumine.

La percussion donne une matité de bois avec résistance au doigt des deux côtés, dans les fosses épineuses, plus accusée à gauche jusqu'à la pointe de l'omoplate, très marquée dans la gouttière costo-vertébrale. En avant, tonalité plus élevée à gauche ; tympanisme bilatéral.

A l'auscultation : à gauche, dans la fosse sus-épineuse, inspiration humée et saccadée ; quelques craquements humides disséminés. Au niveau de la colonne vertébrale, l'inspiration devient granuleuse et, après la toux, éclatent quelques râles sous-crépitants. Respiration plus bruyante vers le hile du poumon. — En avant, la respiration est un peu soufflante et saccadée ; expiration saccadée et prolongée. Pas de bruits adventices sous la clavicule. — Dans la fosse sus-claviculaire, respiration toujours saccadée ; quelques râles inspiratoires, lointains.

A droite, dans la fosse sus-épineuse, quelques râles humides assez gros, plus nombreux après la toux ; respiration plutôt silencieuse, qui devient soufflante vers le hile pulmonaire et dans la fosse sous-épineuse. Sous l'épine de l'omoplate, et vers l'aisselle, quelques craquements inspiratoires inconstants. — En avant, sous la clavicule, gros râles muqueux inspiratoires, assez confluents ; respiration bruyante, expiration prolongée. En se rapprochant de l'aisselle, les râles deviennent plus fins. Ils sont perçus, en avant, jusqu'au mamelon.

Les vibrations vocales sont très augmentées à la main et à l'oreille. Sous la clavicule droite, bronchophonie et un peu de pectoriloquie aphone, sans bruits cavitaires proprement dits.

L'examen bactériologique montre une expectoration purulente sans bacilles.

Cette recherche est faite à nouveau le 19 septembre et le 26 octobre sans résultat, malgré la persistance des signes d'auscultation.

A la sortie, 28 avril 1901, malgré la constatation d'une petite caverne, absolument sèche d'ailleurs, à droite, il est impossible de déceler des bacilles de Koch dans l'expectoration muco-purulente du malade.

Il est évident que, même dans les cas de tuberculose bien confirmée tant par les signes d'ausculation que par les symptômes subjectifs qui sont habituellement le cortège de la tuberculose, l'examen bactériologique n'est pas inutile. Non seulement il permet d'ajouter une certitude au diagnostic, mais encore de suivre les progrès de l'amélioration par la diminution de la quantité de bacilles.

Mais, là encore, peuvent se produire des contradictions apparentes, soit que la quantité de bacilles et les lésions traduites par les signes stéthoscopiques ne semblent pas pouvoir concorder, soit que, malgré une quantité assez considérable de bacilles, les lésions s'amendent et l'état général se maintienne excellent. Nous avons déjà essayé d'expliquer la première de ces contradictions apparentes, à propos de l'observation VII, par des lésions très limitées ou profondément situées inappréciables à l'auscultation. Dans la deuxième catégorie de cas, nous pencherions à admettre la présence de bacilles atténués répondant à ceux décrits par MM. Courmont et Denis.

Quelle que soit l'explication adoptée pour expliquer ces contradictions apparentes, un fait semble bien nettement établi, à savoir qu'il n'y a pas de relation directe entre la quantité de bacilles, l'étendue des lésions et l'état général des malades.

Que deviennent les bacilles dans l'amélioration ou la guérison ? Il nous semble, d'après les nombreuses recherches que nous avons faites à ce sujet, que la disparition des bacilles est excessivement lente. La quantité, le plus souvent diminue, mais la disparition totale ne se fait qu'à la longue. Parfois, la disparition des bacilles coïncide avec celle des signes d'auscultation, permettent alors d'affirmer la guérison clinique ; d'autres fois, au contraire, on ne trouve plus de bacilles, malgré la persistance de quelques signes stéthoscopiques ; dans d'autres cas, enfin, des signes stéthoscopiques, bien constatés à l'entrée ont disparu au départ, malgré la persistance des bacilles dans les crachats. Nous insistons d'une façon toute particulière sur la nécessité de faire l'examen bactériologique avant de conclure à la guérison ; l'observation ci-dessous nous montre l'importance que cet examen peut acquérir.

OBSERVATION XIII

Sclérose interstitielle bilatérale, prédominante à gauche Emphysème léger à droite. — Rétrécissement mitral.

L... Louise, trente-cinq ans, sans profession. Séjour de six mois. Entrée le 11 avril 1901. Sortie le 20 octobre 1901. Poids = 60 kg. 675 — 67 kg. 125 = + 6 kg. 450. Bacilles = 2,5-2-1

Antécédents héréditaires : un frère mort à trente ans, tuberculeux.

Pas d'antécédents personnels autres que la variole dans l'enfance. Constitution vigoureuse. La malade a été soignée, il y a dix ans, pour des végétations adénoïdes.

Réglée à douze ans régulièrement pendant quatre jours. Depuis le début de la maladie, les règles sont un peu irrégulières. Mariée à trente ans. Mari bien portant. Un enfant en bonne santé.

Au mois d'août 1900, la malade qui nourrissait alors son bébé, et sentait depuis trois mois ses forces diminuer progressivement, commence à tousser et à expectorer. Amaigrissement marqué. Perte des forces. Sueurs nocturnes. Augmentation progressive de la toux et de l'expectoration. On diagnostique, à ce moment, tuberculose gauche. Séjour à la campagne avec amélioration marquée.

A l'entrée, 11 avril, l'état général est bon, sans anémie marquée. Les ongles sont hippocratiques. Toux et expectoration modérées. Les fonctions digestives ne présentent d'anormal qu'une constipation rebelle. Pas de sueurs nocturnes. Essoufflement modéré.

T. = 36°7. Pouls = 96. Les urines ne contiennent pas d'albumine.

A la percussion. légère submatité en avant et à gauche.

A l'auscultation : à gauche, dans la fosse sus-épineuse, la respiration est un peu rude, non emphysémateuse, et plus rude encore sous la clavicule. A ce niveau, la fin de l'inspiration, après la toux, s'accompagne de quelques craquements secs. La voix a un retentissement très exagéré.

A droite, dans la fosse sus-épineuse, obscurité manifeste et expiration prolongée. Pas de bruits anormaux même après la toux. Dans le reste de la hauteur, quelques ronchus disséminés.

En avant, l'obscurité est toujours très marquée, la respiration moelleuse. Les vibrations sont légèrement augmentées au-dessous de la clavicule Dans le reste du poumon, elles sont normales.

Cœur : léger roulement présystolique. Dédoublement du second bruit.

Examen bactériologique : expectoration muqueuse avec quelques points purulents. Bacilles = 2,5.

9 mai. — La toux et l'expectoration ont diminué. La température et les fonctions digestives sont normales.

A droite, pas d'autres bruits anormaux que quelques légers frottements au niveau de l'aisselle.

A gauche, respiration emphysémateuse, sans bruits anormaux même après la toux. En avant, sous la clavicule, craquements très rares et très inconstants après la toux.

6 juin. — L'état général est bon sous tous les rapports. L'appétit et la digestion sont bons. Toux et expectoration modérées.

A gauche, en avant, la toux est un peu retentissante ; les autres signes sont les mêmes.

A droite, les frottements signalés dans la fosse sus-épineuse ont presque disparu.

18 juillet. — Toujours un peu de toux et d'expectoration. Température régulière.

A droite, respiration très obscure ; quelques craquements inconstants après la toux.

A gauche, respiration emphysémateuse ; quelques frottements à la partie externe de la fosse sus-épineuse.

1er août. — Quelques craquements à gauche sous la clavicule. A droite, état stationnaire avec quelques frottements à la base.

12 septembre. — Un peu de recrudescence de la toux et de l'expectoration, sans modifications thermiques. Quelques points douloureux à droite.

Respiration un peu granuleuse dans la fosse sus-épineuse gauche ; rien à droite.

Examen bactériologique : Expectoration muqueuse, quelques points purulents. Bacilles = 2.

18 octobre. — Toujours un peu de toux et d'expectoration. L'état général est satisfaisant.

A droite, obscurité encore très accusée dans les fosses sus- et sous-épineuses et en avant.

Pas de bruits anormaux. Les vibrations sont normales ou un peu augmentées en avant où l'expiration est prolongée.

A gauche, obscurité dans la fosse sus-épineuse. A la partie interne, un ou deux craquements très fins et très secs après la toux.

En avant les vibrations sont augmentées.

Examen bactériologique au départ : Expectoration muqueuse. Bacilles = 1.

Il nous reste, enfin, à parler des modifications morphologiques que peut présenter le bacille de Koch au cours du traitement par l'altitude.

Si nous nous reportons à la description du bacille de Koch que donnent tous les auteurs classiques, et, en particulier, M. le professeur Courmont, dans son *Précis de bactériologie*, nous voyons que, dans une préparation faite comme il a été dit plus haut, « les bacilles de Koch se présentent colorés en rouge, isolés ou quelquefois réunis en petits groupes étroitement accolés, légèrement recourbés, avec des espaces clairs dans leur protoplasma ». Or, nous avons remarqué, dans l'expectoration des malades, ayant séjourné un temps assez long à la montagne, que le bacille de Koch ne se présentait pas sous cette forme caractéristique. Nous avons pu noter des variations assez considérables dans la taille apparente des bacilles, qui deviennent alors soit plus longs, soit excessivement courts, et surtout dans l'aspect de ces bacilles qui présentent des granulations très nombreuses, donnant à ces microbes l'aspect d'un strepto-bacille assez typique.

Surpris de cette anomalie dans la forme et dans la taille de ces bacilles, et, remarquant que cette granulation du bacille coïncidait le plus souvent avec une amélioration de l'état général et une atténuations de signes stéthoscopiques, nous nous étions demandé si cette modalité différente du bacille de Koch ne serait pas une forme dégénérée, un bacille atténué, dont la présence serait un bon signe d'amélioration.

Mais les recherches bibliographiques auxquelles nous nous sommes livré à ce sujet, nous ont montré que la plupart des auteurs et, en particulier, G. Ascoli, pensent que « ces granulations apparaissent quand le stade végétatif de la bactérie est près de sa fin, avant l'apparition de sa forme durable ».

L'expectoration d'un malade nous a permis d'étudier cette question de plus près.

OBSERVATION XIV

Forme ulcéreuse localisée, extensive, du lobe supérieur droit.— Infiltration fibro-caséeuse disséminée du sommet gauche. — Laryngite.

C... Paul, profession libérale, trente-huit ans. Entré le 25 septembre 1901.

Pas d'antécédents héréditaires. Pas d'antécédents personnels autres que les maladies de l'enfance.

Marié à vingt-six ans. Un enfant mort de méningite. Un enfant bien portant.

Au mois d'août 1893, coqueluche. En septembre, toux et expectoration abondantes ; laryngite avec extinction de voix. Amaigrissement. Perte des forces. Les sueurs nocturnes s'établissent, profuses, à partir du mois de juin.

Le malade continue à exercer sa profession jusqu'en juillet 1900. La déperdition des forces et l'amaigrissement étaient très accusés ; les sueurs nocturnes devenaient plus abondantes encore.

Un séjour de deux mois à la campagne amène peu d'amélioration.

L'hiver est passé à Arcachon ; légère amélioration.

Enfin, en septembre dernier, poussée fébrile (40°3) avec exacerbation de tous les symptômes

A l'entrée, 25 septembre, l'état général est médiocre. La face est amaigrie, l'anémie assez accusée, les ongles hippocratiques. Toux et expectoration abondantes. Essoufflement très marqué. Sueurs nocturnes profuses.

T. = 37°9. Pouls = 120 Urines : pas d'albumine.

A l'auscultation : à gauche, dans la fosse sus-épineuse, respiration obscure. L'inspiration s'accompagne de bouffées de râles fins, secs, plus nombreux à la partie interne, mobiles. Ces râles se retrouvent le long de la colonne vertébrale dans la fosse sous-épineuse, mélangés à des craquements inspiratoires dans toute la région. A la base, respiration rude, sans bruits anormaux.

En avant, respiration bruyante, rude, sans bruit anormal.

A droite, dans la fosse sus-épineuse, respiration à timbre soufflant, cavitaire, lointain et sec. Il s'y surajoute quelques craquements fins disséminés aux deux temps. Le long de la colonne vertébrale, râles sous-crépitants secs. En avant, respiration bruyante, non soufflante. Râles humides inspiratoires.

26 septembre. — Diminution des sueurs nocturnes qui disparaissent totalement le 28 septembre. Depuis lors, l'état du malade est stationnaire ; la température dépasse tous les soirs 38 degrés.

L'examen bactériologique nous donne les résultats suivants : les préparations contiennent une quantité considérable de bacilles, soit isolés, soit associés en gros amas, et donnant l'impression d'une culture pure de tuberculose. Tous ces bacilles sont très granuleux, comme disposés en strepto, très polymorphes, courts ou longs. Ce qui frappe dans cette préparation, c'est la quantité énorme, la granulation et la segmentation considérable des bacilles. Quelques-uns ressemblent à des cocci isolés, d'autres à des strepto-bacilles, d'autres enfin, à de véritables streptocoques. Toutes ces formes hétéroclites, malgré des décolorations poussées à l'extrême, gardent parfaitement le Ziehl.

Nous envoyons au laboratoire de M. le professeur Arloing des échantillons d'expectoration, en vue d'une inoculation. Cette inoculation, chez le cobaye, entraîne la mort très rapidement par tuberculose généralisée, et les préparations faites avec la matière caséeuse des ganglions lombaires montrent que le bacille s'est reproduit avec ses granulations. Il semble y avoir plutôt une exagération de la virulence du bacille.

Il est peut-être hasardeux de conclure, d'après une seule expérience, à la non-atténuation des bacilles granuleux. Mais les résultats publiés par d'autres auteurs nous autorisent à poser cette conclusion.

En résumé : la présence du bacille de Koch dans les crachats ne doit pas être considérée comme nécessaire pour le diagnostic de la tuberculose au début : son apparition marque, en effet, le début de la période secondaire ; — le bacille de Koch est susceptible de disparaître de l'expectoration des tuberculeux. Cette disparition, généralement lente, ne concorde pas toujours avec la disparition des signes stéthoscopiques ; il peut subsister en dehors de tous signes d'auscultation appréciables. Les granulations observées en lui, après un séjour à l'altitude, ne sont pas un signe d'atténuation.

VI. — **Les associations microbiennes**

Le nombre des mémoires publiés sur la question est de nature, à lui seul, a en montrer l'importance. Aussi ne prétendons-nous pas en faire une étude complète et fournir une solution au débat engagé sur ce point ; nous voulons seulement apporter ici, après un exposé aussi rapide que possible, des théories produites, la contribution des quelques recherches personnelles auxquelles nous nous sommes livré sur ce point. La place de simple paragraphe que nous attribuons à ce sujet, pourtant si important, est la preuve que nos recherches ont été très limitées ; nous avons surtout voulu nous faire une idée du rôle des associations microbiennes dans la production de la fièvre tuberculeuse.

La notion d'infection secondaire fut mise en avant par Koch dès 1884, qui, comme le dit Gouraud, dans le mémoire paru sur ce sujet dans la *Revue de la Tuberculose*, 1901 « créa le mot et l'idée. » Koch dit, en effet : « Il faut admettre que, parmi les bactéries que le hasard fait pénétrer dans les cavernes, quelques espèces seulement peuvent arriver à se développer. Parmi celles-ci, quelques-unes sont des saprophytes inoffensifs ; d'autres espèces s'associent sans doute à l'œuvre de destruction accomplie par la tuberculose. Dans l'étude de la tuberculose, il est à désirer qu'on s'occupe avec suite de ces combinaisons bactériennes ; on déterminera sans doute des microorganismes qui, sans être proprement pathogènes pour l'homme, peuvent cependant, dans des conditions favorables, comme dans les foyers ulcérés du poumon, envahir l'organisme et exercer une influence décisive sur la marche et l'issue du processus tuberculeux ».

L'idée des associations microbiennes une fois lancée devait fatalement amener la production de nombreuses recherches.

Babés étudie quelques-unes de ces associations microbiennes. Sur 65 autopsies faites à l'hôpital de Bucharest, la mort aurait été dans les 5/6 des cas, causée par des microbes associés au bacille de la tuberculose. Il conclut en disant que la tuberculose facilite l'envahissement du poumon par les microbes étrangers ; ceux-ci, à leur tour, favorisent la dissémination du bacille de Koch et contribuent à provoquer les poussées aiguës de la tuberculose.

Czaplewski croit que les associations microbiennes jouent un grand rôle dans la production des exacerbations fébriles.

Grancher et Hutinel affirment la possibilité, pour les associations microbiennes, « de faire naître pour leur propre compte dans le poumon des affections plus ou moins aiguës, qui diffèrent par leur origine, leur histogenèse, leurs caractères anatomiques et leur évolution. Dans ce cas, on se trouve en présence de processus mixtes ».

Cornet considère la plupart des cas de phtisie pulmonaire comme de véritables infections mixtes, dans lesquelles une septicémie chronique vient compliquer la tuberculose.

Maragliano attribue la fièvre hectique non à l'action du bacille et de ses toxines, mais à l'intervention de microbes étrangers, surtout des microbes de la suppuration. « Il s'agirait d'une nouvelle maladie, d'une infection purulente, transformant la tuberculose en phtisie, en septicémie chronique. »

Nous pourrions encore citer l'opinion de Aviragnet, Tschistowitch, Strumpell, Spengler, Ehrhardt qui, tous, sont d'accord pour expliquer soit la fièvre tuberculeuse, soit les poussées congestives, par l'action des associations microbiennes.

Pour ce qui est de la production des symptômes fébriles, seule question que nous voulions envisager, nous dirons que Cornet, Kitasato et Pétruschky ont trouvé des associations microbiennes dans les crachats des tuberculeux fébricitants qu'ils ont analysés. Le microbe le plus fréquemment rencontré serait le streptocoque, et Pétruschky a pu le trouver dans le sang du tuberculeux 8 fois sur 14. Jakowski accuse une proportion plus grande encore, puisqu'il aurait trouvé le streptocoque 8 fois sur 9 dans le sang des tuberculeux hectiques. Ehrhardt trouve 26 cas infectés sur 30, Spengler 34 sur 40. Enfin, Ehrhardt, sur les 23 cas à associations secondaires qu'il signale, trouve les différents microbes dans les proportions suivantes :

Streptocoque	10 fois
Staphylocoque.	12 —
Tétragène.	5 —
Pneumocoque.	1 —
Pyocyanique	2 —
Bacille de Friedlander . .	2 —

(Ces chiffres sont empruntés au travail de M. Gouraud.)

D'autres auteurs, enfin, Kraütle, Ehrhardt, Spengler, Sata, comparent la virulence ou la coïncidence des microbes associés, et surtout du streptocoque, avec la présence de la fièvre. Dans tous les cas, fièvre et virulence auraient été concomitantes. Il est juste, d'ailleurs, de faire observer que la courbe de la fièvre tuberculeuse à grandes oscillations présente les mêmes caractères que la courbe de la septicémie.

En regard de ces opinions, qui attribuaient aux seules associations microbiennes la production de la fièvre chez les tuberculeux, viennent prendre place d'autres théories qui donnent le bacille de Koch comme seule cause de la production de ce symptôme. Et, en premier lieu, Straus s'élève contre les affirmations qui veulent faire une si large place aux infections secondaires. « Il ne nie cependant pas la possibilité de la pénétration dans le sang des micro-organismes au cours d'une tuberculose pulmonaire, mais cette pénétration, loin d'être la règle est, au contraire, tout à fait exceptionnelle, et ne saurait être considérée comme la cause d'un phénomène aussi commun que la fièvre hectique des phtisiques. »

Leyden soutient les mêmes idées (*Deutsche méd. Wochenschrift* 1893).

Et Straus reprend les expériences faites sur le sang des tuberculeux. Après des prises de sang faites aseptiquement au pli du coude, il fait un grand nombre d'ensemencements, et arrive aux résultats suivants : o cas positif sur 13.

Schabad répète les mêmes expériences et obtient 1 cas positif sur 7.

P. Teissier, avec le sang de 53 tuberculeux fébricitants, obtient seulement 9 ensemencements positifs.

Ces auteurs se croient donc autorisées à conclure que l'infection par les microbes associés au bacille de la tuberculose est rare.

Et, d'ailleurs, comme l'expose si bien Gouraud dans son mémoire, ne faudrait-il pas, pour admettre l'action exclusive des associations microbiennes, prouver que le bacille, à lui seul, n'est pas capable d'occasionner les symptômes d'hecticité qu'on veut attribuer à une autre cause? Or, pour le symptôme qui nous intéresse, la fièvre, il est hors de doute que le bacille de Koch est capable de le provoquer. Straus et Leyden ont bien montré que « la fièvre est fonction de l'infection bacillaire ». Nous ne rappellerons, à l'appui de cette affirmation, que l'élévation de la température dans les injections de tuberculose aux animaux soumis à l'expérimentation, la température élevée qui accompagne la granulie, et enfin, l'ascension thermique consécutive aux injections de tuberculine, ascension thermique regardée aujourd'hui comme analogue à celle qui résulte de l'infection tuberculeuse elle-même, et qui est l'essence de la réaction.

En outre, si la fièvre tuberculeuse était fonction des associations microbiennes, comment expliquer l'apyrexie de certains tuberculeux dont les crachats fourmillent de microbes? Comment expliquer l'absence d'associations microbiennes dans certaines tuberculoses à évolution rapide et à température élevée?

Nous empruntons à Gouraud l'explication que Spengler donne de ces faits : « La tuberculose pure peut bien donner une grande fièvre, avec symptômes généraux graves, mais elle n'a pas les caractères de la fièvre hectique : elle est intermittente, irrégulière, oscillant deux ou trois jours, puis faisant plateau entre 39 et 40 degrés ; ou elle est intermittente, régulière, mais du type inverse (fièvre inverse de Spengler). Cet auteur lui accorde une grande importance dans le diagnostic de la forme pure de la tuberculose. Quant aux formes où de nombreuses associations microbiennes dans les crachats ne s'accompagnent pas de fièvre, Spengler admet que c'est là une forme passive, « dans laquelle les microbes sommeillent, et sont, pour ainsi dire devenus saprophytes au sein du parenchyme pulmonaire. »

Enfin, en regard de ces théories absolument opposées, viennent prendre place celles des auteurs qui admettent des infections mixtes, dans lesquelles les effets du bacille de Koch et des associations microbiennes s'associeraient pour produire les symptômes fébriles. Nous citerons, à l'appui de cette théorie, les noms d'Arribat et de Védel, qui ont fait, de cette étude, le sujet de leur thèse inaugurale.

Nous nous sommes, personnellement, livré à quelques recherches à ce propos. Ces recherches, malheureusement trop peu nombreuses, ne nous permettront pas d'apporter des conclusions fermes sur cette question ; nous avons seulement voulu nous rendre compte si, chez certain de nos malades fébricitants, la température pourrait être attribuée à des associations microbiennes.

Pour l'examen de nos préparations, nous avons suivi

la technique indiquée par Spengler : après avoir choisi un crachat épais, nettement purulent, on le lave soigneusement deux ou trois fois à l'eau distillée. Après avoir dilacéré le crachat avec deux anses de platine stérilisées, on prélève une parcelle au centre dont on fait des frottis sur lames. Coloration au violet de gentiane phéniqué, puis Gram-Nicolle.

Les préparations ainsi faites nous ont donné les résultats suivants :

M... Eugénie, trente-quatre ans, tripière. Forme fibro-caséeuse évolutive du lobe supérieur droit. Sclérose disséminée au sommet gauche. Fièvre soutenue.

Quelques petits nids de strepto-bacilles. Quelques cocci. Un streptocoque très court. Quelques petits diplocoques.

V... Adeline, dix-sept ans, sans profession. Pneumonie caséeuse à évolution subaiguë du lobe supérieur gauche. Intoxication tuberculineuse. Fièvre soutenue.

Préparation riche. Microcoques de toutes dimensions ; diplocoques, fins bacilles et strepto-bacilles ; quelques petits streptocoques très courts ; de courts bacilles trapus en fragments parallèles. De très longs bacilles droits comme dans les matières en putréfaction. Quelques gros éléments ressemblant à des levures.

Cette observation est d'autant plus intéressante, eu égard au petit nombre de streptocoques trouvés dans l'expectoration, qu'elle a trait à un cas très grave, à marche rapide, dont l'observation est relatée sous le n° III.

L... Philomène, vingt-neuf ans, sœur hospitalière. Forme fibro-caséeuse, corticale, bilatérale, peu étendue et plus accusée à gauche. Température subfébrile continuelle.

Quelques cocci et quelques fins bacilles. Préparation très pauvre en microorganismes.

P... Amélie, sœur hospitalière, vingt-cinq ans. Forme interstitielle à début vasculaire, à tendance hémoptoïque. Température fébrile soutenue.

Quelques gros cocci. Quelques streptocoques. Quelques bacilles bi-articulés; rares diplocoques, un streptocoque, à gros grains élliptiques; amas de microcoques assez gros.

P... Marie, vingt-trois ans, journalière. Induration des deux sommets sans ramollissement. Maladie mitrale. Température fébrile.

Nids très nombreux de microcoques gros et fins ; longs articles, comme dans les matières en putréfaction ; beaucoup de bacilles fins, longs et tronqués, entremêlés de microcoques nombreux. Toujours pas de streptocoques.

H... Paul, vingt ans, employé de commerce. Forme fibro-caséeuse lobulaire du poumon droit. Caverne au tiers supérieur. A gauche, lésions en voie d'évolution. Laryngite tuberculeuse. Température fébrile.

Les mêmes espèces moins abondantes.

P... Lydie, vingt et un ans, institutrice. Forme bronchique bilatérale, avec évolution caséeuse plus marquée à droite. Infiltration pleurale surajoutée aux bases. Pneumothorax localisé intercurrent à la base droite. Température fébrile à grandes oscillations.

Fins streptocoques ; quelques petits microcoques disséminés; fins bacilles. Flore peu abondante.

E... Eugénie, dix-huit ans et demi. Forme fibro-caséeuse bilatérale des lobes supérieurs, avec tendance caséeuse à gauche en avant. Température subfébrile continue.

Fins bacilles, diplobacilles: microcoques isolés, quelques bacilles droits mais rares. Pas de streptocoques.

P... Francisque, vingt ans, teinturier. Forme pleurale généralisée à tendance caséeuse. Infiltration caséeuse sous-pleurale droite. Température subfébrile.

Cocci et bacilles très abondants. Quelques rares staphylocoques et streptocoques

Nous avons encore examiné huit autres préparations se rapportant toutes à des malades fébricitants ou présentant des courbes de température à grandes oscillations. En outre, sans faire de recherches spéciales à ce sujet, nous avons toujours, dans toutes nos préparations microscopiques, examiné la plus ou moins grande abondance de microbes autres que le bacille de Koch. Dans aucun cas, nous n'avons pu trouver de streptocoques ou d'associations microbiennes en quantité suffisante pour nous permettre de penser que la fièvre pouvait être liée à la présence de ces micro-organismes.

Il eût été intéressant de rechercher, au cas où les associations microbieunes trouvées par nous auraient été en quantité suffisante pour nous autoriser à affirmer leur influence sur la production de la température, ce que devenaient ces associations microbiennes aussi bien lors de la défervescence que lors de la persistance de la fièvre, malgré la cure de repos et l'aération. Nous aurions pu ainsi contrôler la théorie admise par certains auteurs et formulée dans le travail de Gouraud, qui veut expliquer la défervescence à l'aération par la disparition des associations microbiennes. L'aération aurait, en effet d'après eux, une action rapide sur les micro-organismes associés, au contraire de ce que nous avons vu se produire pour le bacille de Koch. Le résultat de nos recherches ne nous a pas engagé à faire cette étude.

Nous nous contenterons donc de poser les conclusions suivantes :

Les associations microbiennes ne nous paraissent pas avoir sur la production de la fièvre, d'ailleurs parfaitement explicable par le seul bacille de Koch, l'importance qu'on a bien voulu leur attribuer.

Nous admettons plus volontiers l'idée d'une infection mixte, la part prépondérante restant cependant au bacille de la tuberculose.

VII. **La nutrition et la digestion.**

Les troubles gastriques et l'amaigrissement étant parmi les symptomes primordiaux de la tuberculose, on conçoit l'importance que le relèvement de l'état général va prendre dans les manifestations de l'amélioration ou de la guérison.

Il est peu de tuberculeux qui, à une période quelconque de la maladie, n'ont pas présenté des troubles gastriques. Mais, c'est surtout à la période de début, à la période prodromique, que ces manifestations ont la plus grande importance, car, non seulement elles peuvent servir à égarer le diagnostic, mais encore, par l'état de moindre résistance qu'elles entraînent, elles sont de nature à favoriser l'envahissement rapide du poumon par le bacille de Koch. Et, quelle que soit l'étiologie que l'on admette pour ces troubles digestifs, que l'on « se range, à l'avis de Marfan, qui considère ces manifestations gastriques comme liées à l'intoxication tuberculeuse, ou à celui de Hayem, qui veut que les troubles gastriques précèdent de longtemps toute intoxication tuberculeuse et soient étrangers à cette intoxication, un fait n'en reste pas moins bien établi, à savoir que, le plus souvent, la tuberculose au début reconnait parmi ses symptômes des manifestations gastriques, dont les plus importantes sont une diminution de l'appétit, des digestions lentes avec sensation de lourdeur et de ballonnement, de l'hyperchlorhydrie, de l'atonie gastrique avec dilatation et fermentations seeondaires donnant lieu a de l'hypéracidité, et enfin, un amaigrissement progressif amenant une altération profonde de l'état général. A une période plus avancée de la maladie, on peut encore rencontrer de la diarrhée ou des manifestations intestinales diverses.

Dans sa thèse toute récente, Darmezin étudie les causes qui, selon lui, peuvent influer sur la nutrition des tuberculeux, et leur action sur l'amaigrissement ou la reprise de poids ultérieure. Nous laisserons volontairement ce point de vue de côté, pour ne nous occuper que des manifestations de l'amélioration et de la guérison sur la nutrition et la digestion.

Un premier fait capital est à noter, la reprise immédiate de l'appétit. Nous ne sommes plus en présence de malades « dont la destinée particulière, dit Dettveiller, est de voir la véritable faim diminuer à mesure que dure et s'accroît l'inanition des tissus. » Dès les deux ou trois premiers jours du traitement, le tuberculeux qui ne pouvait manger, à qui les aliments causaient un véritable dégoût, sent avec joie l'appétit revenir, et constate la sensation de faim. Nous ne citons aucune observation particulière à l'appui de ce fait : c'est une loi générale dont le mécanisme est sous la dépendance directe de l'altitude et du froid et qui sera étudiée au chapitre spécial consacré à ces facteurs de la guérison. Nous dirons seulement qu'une désassimilation plus active entraîne, par compensation, une augmentation del'appétit. Cette théorie est prouvée par le fait suivant : nous avons remarqué que, chez nombre de tuberculeux, l'arrivée à l'attitude est, tout d'abord, suivie d'amaigrissement. L'organisme, non encore accoutumé à cette désassimilation active, et ne pouvant encore la compenser, la traduit par une perte de poids. Mais, dès que l'équilibre est établi, dès que les apports sont équivalents, puis supérieurs aux dépenses, l'augmentation de poids se produit.

Nous donnons ci-dessous quelques courbes de poids à l'appui de ce fait :

OBSERVATION XV

Forme fibro-caséeuse bi-latérale, plus évolutive et plus étendue à gauche.

F... Marguerite, vingt ans. Employée. Entrée le 5 août 1901.

	kg.
7 août 1901	52,775
21 août	52,150
4 septembre	54,450
18 septembre	56,425
2 octobre	57,870
18 octobre	58,325
31 octobre	59,050
13 novembre	60,600
27 novembre	62,100
11 décembre	62,800

OBSERVATION XVI (n° 324).

Forme fibro-caséeuse, limitée, du lobe supérieur droit.

A... Léon, dix-huit ans et demi. Entré le 1er juillet 1901. Sorti le 31 octobre 1901.

	kg.
5 juillet 1901	65,325
11 juillet	64,935
25 juillet	65,750
22 août	66,150
5 septembre	66,450
19 septembre	66,800
3 octobre	68,250
19 octobre	68,925
30 octobre	70,200

OBSERVATION XVII

Forme bronchique.

R... Valentine, dix-neuf ans. Entrée le 3 mai.

	kg.
7 mai 1991	59,225
15 mai	58,600
29 mai	59,475
12 juin	59,950
26 juin	61.500
10 juillet	60.900
21 août	61.375
18 septembre	62.100
2 octobre	62.475
18 octobre	63.350
30 octobre	64.825
13 novembre	65.350
27 novembre	66
11 novembre	66.600
27 décembre	67

Cette reprise de l'appétit peut, d'ailleurs, avoir lieu à toutes les périodes de la maladie. Nous avons vu des cavitaires, des hectiques, manifestement incurables, accuser une reprise immédiate de l'appétit, malgré la persistance de la température élevée. En même temps que ce phénomène se produit, les digestions s'améliorent. Il est, au reste, d'observation banale que les digestions se font mieux à la montagne qu'à la plaine. C'est là, d'ailleurs, une des graves objections faites par leurs adversaires, aux sanatoriums : d'après eux, les succès obtenus seraient dus à ce qu'on y soigne non des tuberculeux, mais des dyspeptiques Nous ne nous arrêterons pas à réfuter cette objection ; nous ne la citons que pour prouver combien l'action de l'altitude sur la digestion est connue. En effet, le plus souvent, tous les troubles digestifs disparaissent sans aucune médication ; leur persistance est le plus habituellement vaincue par la régularité du régime, l'emploi du lait à haute dose dans l'alimentation ordinaire, ou par des médicaments simples tels que le bicarbonate de soude. Nous citons, ci-dessous, une observation de nature à démontrer ce point très important, puisque, du bon fonctionnement de l'appareil digestif, dépendent les modifications de l'état général.

OBSERVATION XVIII

Sclérose interstitielle disséminée bilatérale.

V... Emilie, dix-sept ans et demi, institutrice. Entrée le 5 août 1901.

Antécédents héréditaires : mère morte à trente-six ans peut-être tuberculeuse.

Pas d'antécédents personnels. Réglée à quatorze ans irrégulièrement pendant quatre jours.

La malade était d'une santé très vigoureuse. Apparition de la toux en janvier dernier. Pas d'hémoptysie, pas de sueurs nocturnes, mais troubles dyspeptiques très accusés et amaigrissement progressif de 13 kilogrammes.

T. = 37°1. P. = 96. Les urines ne contiennent pas d'albumine.

A l'entrée, l'amaigrissement est notable, les omoplates saillants.

A l'auscultation : à gauche, dans la fosse sus-épineuse, obscurité très marquée, sans bruits anormaux. Un peu de submatité. Respiration un peu obscure dans le reste de la hauteur, mais sans rudesse.

A droite, dans la fosse sus-épineuse, l'obscurité est très accusée : le murmure vésiculaire ne s'entend pas à la partie externe. Même obscurité dans la fosse sous-épineuse et en avant, sans bruit anormal. Submatité plus marquée dans la fosse sus-épineuse. Légère augmentation des vibrations dans la fosse sus-épineuse droite . . . . Poids = 48.825

20 août. — La température est irrégulière. L'appétit mauvais, la digestion toujours très pénible. . . . . Poids = 50.000

3 septembre. — La température est élevée le soir, sans qu'il soit possible de trouver de localisation pulmonaire. L'état général est satisfaisant ; il y a toujours de l'anorexie et les digestions sont très difficiles. . . . . Poids = 47.200

18 septembre. — Les troubles digestifs sont toujours très marqués. . . . . Poids = 46.325

2 octobre. — Persistance des troubles digestifs, mais moins accusés . . . . Poids = 49.650

2 novembre. — Les digestions s'améliorent. Poids = 51.775

A partir du 2 décembre, les digestions deviennent normales, sans le secours d'aucun médicament. Le poids, le 11 décembre est de . . . . 54 kg. 375

L'auscultation, à ce moment, ne laisse entendre à droite que quelques bruits bronchiques, et, à la partie externe de la fosse sous-épineuse, de rares froissements superficiels, avec une obscurité généralisée.

La reprise de l'appétit, l'amélioration des fonctions digestives, se manifestent par une augmentation de poids. Cette augmentation est la règle pour les malades soumis au traitement hygiéno-diététique. Elle ne peut être constatée que par des pesées régulièrement faites, toujours à la même heure et dans les mêmes conditions. Elle se traduit non par un accroissement des tissus de réserve, qui ont une valeur vitale bien faible et qui disparaissent rapidement par combustion, mais par le développement des masses musculaires. « On sait, en effet, que le tissu musculaire, en vertu de sa grande capacité à fixer l'oxygène, et en tant qu'organe essentiel de la respiration élémentaire, est appelé à utiliser, le premier, la suractivité de l'hématose, afin de suffire à la production de chaleur nécessitée par le froid extérieur et l'évaporation augmentée. Aussi l'obésité est-elle inconnue des montagnards. (Dr Dumarest, *in* Valeur hygiénique des climats d'altitude, *Lyon médical*, 1896). »

Cette augmentation de poids est l'indice certain d'une amélioration de l'état général, donnant au malade une résistance plus grande pour la lutte qu'il a à soutenir contre le bacille ; elle n'a jamais été donnée, comme le prétendent certains adversaires des sanatoriums, comme un signe de guérison. Personne, en effet, n'a jamais prétendu qu'un tuberculeux était guéri parce qu'il engraissait. Non seulement, il y a des phtisiques gras, mais nous montrerons tout à l'heure que l'augmentation de poids est possible malgré des signes stéthoscopiques stationnaires. En outre, il est de la connaissance de tous que l'augmentation de poids précède de longtemps, même dans les cas les plus favorables, l'atténuation des signes stéthoscopiques : elle n'est donc qu'un symptôme favorable, l'expression de la plus-value organique, de la réparation générale qui précède la réparation locale.

L'augmentation de poids peut donc être notée chez presque tous les malades, excepté chez ceux qui s'aggravent (la valeur symptomatique de l'amaigrissement n'a jamais été contestée), aussi bien chez ceux dont les lésions pulmonaires règressent ou disparaissent que chez ceux dont l'état pulmonaire reste à peu près stationnaire. Nous renvoyons au chapitre de l'alimentation pour les courbes de poids se rapportant à ces différents états.

Il est, à part l'aggravation des lésions pulmonaires, associée ou non à des troubles digestifs une autre raison qui peut entraîner l'amaigrissement : c'est la persistance de troubles gastriques. Ces cas sont d'ailleurs rares, et nous ne ferons que les signaler, en leur attribnant toutefois une valeur pronostique indéniable.

Nous pouvons donc conclure en disant : La cure d'altitude amène, au début, malgré une recrudescence marquée de l'appétit, une diminution de poids, due à la suractivité des échanges ; dès le deuxième septenaire, le plus souvent, elle fait place à une augmentation progressive, alors que l'appétit est plutôt en diminution — la reprise de l'appétit et l'amélioration des digestions sont la règle chez les tuberculeux en voie d'amélioration ; — l'augmentation de poids est une manifestation concomitante de cette amélioration, sans que le parallélisme de ces deux faits soit obligatoire. Une diminution progressive de poids, quelle qu'en soit l'origine, impose toujours un pronostic réservé.

VIII. **Les hémoptysies.**

Faut-il insister à nouveau, après la thèse de Taburet, sur la nature tuberculeuse, presque constante, des hémoptysies? Nous ne le croyons pas. Et, cependant, nous serions presque tenté de le faire en nous souvenant des malades qui, consultant leur médecin après une hémoptysie, se sont vu assurer « qu'ils n'avaient rien au poumon » et qui, sur cette affirmation, ont négligé de suivre le traitement qui leur eût apporté la guérison presque certaine! L'origine tuberculeuse de la majeure partie des hémoptysies est cependant un fait bien acquis, et, sans vouloir citer toutes les opinions que nous avons recueillies à ce sujet dans la littérature médicale, nous rapporterons le texte de deux auteurs, pourtant bien anciens déjà. Andral dit, dans ses annotations à l'ouvrage de Laënnec : « Presque toutes les fois que j'ai vu des femmes cracher le sang à chaque époque menstruelle, je me suis assuré qu'elles avaient des tubercules pulmonaires (cité dans Hérard, Cornil et Hanot). Plus près de nous, Peter, dans une de ses cliniques médicales de 1872 dit que dans les cas d'hémoptysie, si elle n'est ni supplémentaire ni hémophylique, s'il n'y a pas de souffles organiques au cœur, même si on n'entend rien d'anormal au poumon, l'hémoptysie est vraisemblablement d'origine tuberculeuse. »

Un premier fait découle de ces citations, à savoir que, souvent, le premier signe évident d'une tuberculose au début est l'hémoptysie, hémoptysie habituellement bénigne, et que nous qualifierons de providentielle pour les malades chez lesquels elle se sera produite, car elle les obligera à se soigner. Le grand malheur du tuberculeux au début est, en effet, de ne pas souffrir et, par suite, de ne pas être obligé de se soigner.

Nous ne croyons pas utile de rapporter ici d'observations spéciales, car c'est là un fait d'observation générale qui se trouve noté à chaque instant dans l'his- de nos malades.

Quelle est l'origine de ces hémoptysies ? Nous répondrons à cette question en citant l'opinion de Marfan, in *Traité de médecine de Charcot et Bouchard*, Paris 1893, p. 643 : « Les hémoptysies initiales de la tuberculose sont le produit de plusieurs facteurs dont les influences s'ajoutent : 1° L'hyperhémie bronchique ou pulmonaire perituberculeuse ; 2° la friabilité des petits vaisseaux altérés par l'envahissement bacillaire ; 3° l'augmentation de la tension vasculaire qui succède à l'oblitération des artérioles par l'endartérite tuberculeuse, en raison de l'absence d'anastomoses entre les divers départements vasculaires (les dernières branches de l'artère pulmonaire sont des artères terminales). Ces divers facteurs pathogènes de l'hémoptysie aboutissent plus souvent à la formation d'une thrombose qu'à la rupture du vaisseau ; c'est ce qui explique que ces hémoptysies ne soient pas encore plus fréquentes. Les conditions qui favorisent si puissamment la formation d'une thrombose interviennent aussi pour circonscrire et arrêter l'hémorragie. »

Ces hémoptysies, par leur nature même, sont le plus souvent bénignes. Elles peuvent, cependant, se reproduire à des intervalles assez rapprochés, venant assombrir le pronostic par l'état d'anémie où elles mettent le malade. — Elles peuvent se produire en l'absence de tous signes d'auscultation, les précédant même de beaucoup, et nous rappellerons que c'est sur cette constatation que Morton avait établi sa théorie de *phtisis ab hæmoptoe.*

L'absence de signes d'auscultation peut, d'ailleurs, être constatée pendant des périodes très longues[1], des hémoptysies répétées surviennent, on note une élévation soutenue de la température, le malade maigrit : ce sont les signes carctéristiques de la forme hémoptoïque pure, peu fréquente et peu connue, dont nous rapportons ici une observation.

OBSERVATION XIX

Forme interstitielle à début vasculaire,
et à forme hémoptoïque.

B. F..., vingt-six ans, ingénieur. Entré le 3 octobre 1901.

Pas d'antécédents héréditaires. Pas d'antécédents personnels

[1] Nous avons vu, pour notre part, le diagnostic de tuberculose porté à la suite d'une hémoptysie, se trouver confirmé par des signes positifs au bout de trois ans.

autres que les maladies de l'enfance, et une bronchite il y a sept ans. Constitution plutôt délicate. Quelques adénites sous-maxillaires dans l'enfance.

Les premiers symptômes d'affaiblissement peuvent être reportés au mois d'août 1900. A cette époque, hémoptysie très abondante. Ni toux, ni expectoration. Amaigrissement et perte des forces.

Huit jours après, nouvelle hémoptysie. Une petite toux sèche apparaît alors. Au mois d'octobre de la même année, le malade fait un premier séjour à l'altitude, sans faire cependant de traitement suivi. De cette époque date l'apparition de l'expectoration. Augmentation de poids, reprise des forces, et le malade peut, un mois après, reprendre ses occupations.

15 avril 1901. — Au cours d'une grippe (?), deux hémoptysies très abondantes. L'analyse des crachats, faits à cette époque, révèle la présence de quelques bacilles de Koch [1]. La température était alors de 38°5 le soir.

En mai, retour à l'altitude, puis, à la suite d'une période de surmenage intellectuel, hémoptysies très abondantes pendant huit jours. Par la suite, reprise rapide des forces, amélioration considérable de l'état général, le tout entrecoupé d'une dernière hémoptysie au mois de juillet. La toux et l'expectoration ont toujours été peu abondantes, souvent nulles.

A l'entrée, 30 octobre 1901, l'état général est bon, malgré un peu d'anémie. Les ongles sont hippocratiques. Toux et expectoration presque nulles. L'appétit est hésitant, la digestion pénible. Pas de sueurs nocturnes. Pas d'essouflement.

T. 36°9. P. = 120. Les urines ne contiennent pas d'albumine.

A l'auscultation, à droite, dans la fosse sus-épineuse, respiration un peu obscure, mais plutôt rude, sans bruits adventices même après la toux. Au-dessous de l'épine de l'omoplate, parti-

[1] Nous insistons sur l'importance, dans ces formes, de l'examen bactériologique au cours des hémoptysies. C'est, en effet, le seul moment où on ait des chances de rencontrer des bacilles de Koch.

culièrement à la partie externe, on entend quelques frottements superficiels aux deux temps, sans râles proprement dits, sans modifications respiratoires, assez mobiles. Rien dans le reste de la hauteur. En avant, respiration légèrement rude, sans bruits anormaux.

Les vibrations sont légèrement augmentées dans la fosse sus-épineuse. La percussion donne de la submatité dans cette région, la tonalité est élevée en avant.

A gauche, respiration rude et obscure, sans bruits anormaux même après la toux ; en avant, respiration rude, saccadée ; expiration prolongée ; pas de bruits anormaux, même après la toux. Les vibrations sont normales. Un peu de submatité dans la fosse sus-épineuse.

Rien au cœur,

L'examen bactériologique est négatif.

21 octobre. — Un peu de toux, pas d'expectoration. Etat général satisfaisant. La température est régulière.

Les modifications respiratoires subsistent, sans bruits anormaux.

4 novembre. — Température normale, appétit très bon. Pas de toux, un peu d'expectoration.

Mêmes signes stéthoscopiques. La région sous-claviculaire gauche est nettement douloureuse ; le malade y reporte le point de départ de ses hémoptysies.

21 novembre. — Un peu de toux et d'expectoration ; la température est normale, l'état général bon. Point douloureux à gauche et en avant. A ce niveau, la respiration est un peu rude et saccadée. Pas de bruits anormaux, même après la toux ; vibrations normales. En arière, dans toute la fosse sous-épineuse, et dans l'aisselle, on entend, aux deux temps, des bruits qui semblent être exclusivement pleuraux.

A droite, dans la région symétrique, les bruits pleuraux, antérieurement signalés, ont presque disparu, quelques ronchus et sibilances dans la fosse sous-épineuse.

L'examen bactériologique est à nouveau négatif.

5 décembre. — Apyrexie ; encore un peu d'expectoration et

de toux. Toujours quelques ronchus disséminés dans les deux poumons, surtout à gauche.

23 décembre. — Quelques troubles digestifs, la température n'est pas absolument régulière. Expectoration presque nulle; un peu de toux au lever et au coucher. L'auscultation ne révèle pas de bruits nouveaux; quelques bruits bronchiques prédominants aujourd'hui à droite.

Depuis l'entrée au sanatorium le malade n'a pas eu d'hémoptysies.

A une période plus avancée de la maladie, les hémoptysies changent de nature, leur caractère pronostic se modifie. Ce ne sont plus des crachements de sang dus aux causes énumérées plus haut, ce sont des hémoptysies vraies, par ulcération vasculaire, ou, à une période plus avancée encore, par rupture des anévrismes de Rasmussen.

Ce sont alors, dans le premier cas, des hémoptysies tenaces, se prolongeant pendant plusieurs jours, difficiles à arrêter ; dans le second cas, ou si un gros vaisseau est en jeu, ce sont des hémoptysies foudroyantes.

Mais, même à une période aussi avancée de la tuberculose, les hémoptysies n'ont pas toujours une signification aussi grave. Elles peuvent reconnaître pour cause soit une poussée congestive avec hyperhémie prituberculeuse, comme dans les cas de début, ou, chez la femme, une congestion complémentaire de la menstruation. Les premières de ces hémoptysies sont généralement peu graves, et la cause pourra être diagnostiquée par l'auscultation qui laissera entendre des points de congestion localisée, et par la courbe thermique qui présentera, le plus souvent, une ascension brusque coïncidant avec, ou précédant de quelques jours, l'apparition du crachement de sang.

Une question très importante reste à traiter : l'influence de l'altitude sur les hémoptysies. Elle sera étudiée au chapitre des facteurs de la guérison.

Il nous reste à nous demander ce que deviennent les hémoptysies dans l'amélioration et la guérison : notre expérience personnelle ne nous a rien appris de nouveau à ce sujet ; elles s'espacent d'abord, puis finissent par disparaître complètement.

Nous poserons donc les conclusions suivantes :

L'hémoptysie de début a une valeur diagnostique pathognomonique, même en dehors de tous signes d'auscultation.

Ces derniers peuvent faire totalement défaut dans les formes hémoptoïques.

Le pronostic des hémoptysies dépend de la période à laquelle elles se produisent et de la température qui les accompagne.

Leur disparition est la règle dans la guérison.

IX. **Les signes d'auscultation**.

L'étude des manifestations de la guérison sur les signes d'auscultation va nous permettre non seulement d'apprécier quelles sont les formes de tuberculose curables, mais encore de voir quelle signification exacte il faut donner à l'aphorisme si souvent répété : la tuberculose est curable.

Et, tout d'abord, il nous faut bien mettre en lumière les réactions locales qui accompagnent l'envahissement du poumon par le bacille de Koch, symptomatiques de la lutte engagée entre l'organisme et le microbe, et traduites par des phénomènes de réaction inflammatoire plus ou moins étendue autour du foyer envahi. Que ces phénomènes inflammatoires se traduisent par de la bronchite simple ou de la congestion localisée fugace des sommets (granulée discrète), ou par une congestion plus ou moins étendue de la base (forme pleurale), ou encore par de la bronchite généralisée (forme bronchique), ils n'en sont pasmoins constants et importants, comme nous le verrons ultérieurement. Ces épiphénomènes inflammatoires accompagnent toujours l'évolution tuberculeuse proprement dite et sont associés à chaque cas, que leur existence soit corrélative de l'évolution d'une forme caséeuse ou d'une forme scléreuse, qu'elle aboutisse au ramollissement ou à l'induration.

La dissociation de ces divers signes, jointe à l'étude des zones anatomiques atteintes, et du processus évolutif, nous permet de faire le pronostic.

Nous aurons donc à étudier les manifestations de la guérison sur les signes d'auscultation traduisant :

A. Les épiphénomènes inflammatoires ;

B. Les signes de ramollissement ;

C. Les signes de sclérose ou d'emphysème.

A. *Épiphénomènes inflammatoires.* — Les signes fournis à l'auscultation par ces épiphénomènes inflammatoires sont très importants. Non seulement ils s'observent dans toutes les formes de la tuberculose pulmonaire, mais, en outre, ils ont une grande valeur séméiologique. Ces signes sont, en effet, le plus souvent isolés, dans les formes de début tout au moins, et le diagnostic précoce de la tuberculose, lorsqu'il peut s'étayer sur des signes d'auscultation, ce qui n'est pas toujours la règle, est basé sur l'observation des épiphénomènes. Il ne nous semble pas possible, en effet, que quelques tubercules, plus ou moins disséminés au sein du parenchyme pulmonaire, puissent donner des modifications stéthoscopiques appréciables, et l'apparition des craquements, signes d'auscultation positifs, est déjà l'indice d'une désorganisation assez avancée.

Les épiphénomènes inflammatoires, au contraire, sont de nature à fournir des indications précieuses. Ainsi, une poussée granulique abortive peut donner le tableau d'une bronchite simple des sommets, ou d'une congestion localisée fugace des sommets (dans le premier cas ronchus et sibilances ; dans le second foyer de râles fins, ou, si la congestion est plus intense, respiration soufflante et souffle) ; une forme pleurogéne pourra s'accompagner d'une congestion plus ou moins étendue de la base, et se traduire exclusivement par des râles fins, superficiels, en nappe ; — une forme bronchique pourra donner, à l'auscultation, l'illusion d'une bronchite généralisée. Toutes ces manifestations inflammatoires pourront voiler, s'il en existe, les signes fournis par les lésions tuberculeuses proprement dites, dont le diagnostic, impossible en tant que localisation anatomique, n'en devra pas moins être porté si on se reporte aux conditions nécessaires à la production de ces épiphénomènes.

Ces réactions inflammatoires et surtout la congestion

localisée, fugace, des sommets sont souvent très intenses, s'accompagnant de température élevée, et, à l'auscultation, de bruits polymorphes parfois très bruyants et très étendus. Ils sont de nature à égarer le pronostic, et à le rendre, si on ne songe pas à la nature même de ces épiphénomènes, beaucoup plus sombre qu'il ne l'est en réalité. Car, toutes ces manifestations sont, au premier titre, justiciables de la thérapeutique (repos au lit, vaso-constricteurs, ipéca, pointes de feu), et leur disparition complète en quelques jours permet alors seulement de se rendre compte de la véritable étendue et du véritable état des lésions.

Prenons un exemple pour rendre notre pensée plus claire : l'interrogatoire d'un malade ayant orienté l'esprit vers l'idée de tuberculose pulmonaire, la température est prise et donne 39 degrés ; l'auscultation laisse entendre, au sommet des poumons, une respiration rude, soufflante parfois, avec des foyers isolés ou confluents de râles fins. Le malade est mis au repos, et il lui est prescrit des pilules de quinine et ergotine, avec ou sans application de pointes de feu. Au bout de quelques jours la fièvre tombe et, l'auscultation pratiquée à nouveau, laisse constater la disparition totale de tous ces phénomènes inflammatoires, remplacés par des signes de sclérose dans le cas de début, par des signes de ramollissement dans les cas plus avancés ; l'auscultation pourra même être négative. Le pronostic porté primitivement aurait donc été faux, si on avait rapporté à des lésions tuberculeuses ce qui n'était que la manifestation d'un processus inflammatoire secondaire. Nous insistons vivement sur ce point, car cette confusion a été la source de nombreuses erreurs de pronostic, et a pu faire croire à la guérison de lésions étendues, alors qu'il ne s'agissait, en réalité, que d'une poussée granulique localisée.

Un fait ressort de ceci, à savoir que l'appréciation exacte des lésions tuberculeuses ne pourra être faite qu'après la disparition de ces épiphénomènes inflammatoires. Ajoutons que, dans la majorité des cas curables, la disparition de ces manifestations congestives est de règle dans la première quinzaine de traitement.

Si, après une première poussée congestive, d'autres manifestations inflammatoires, symptomatiques de l'envahissement d'un nouveau territoire pulmonaire, se produisent, le tableau que nous venons de tracer va se manifester à nouveau. Les signes de congestion, une fois disparus, permettront d'apprécier les nouvelles lésions, causes premières de cette réaction inflammatoire, qui, suivant l'évolution qu'elles auront suivie formeront un nouveau territoire de sclérose ou de ramollissement. Dans le premier cas, on aboutira à la sclérose dense du poumon qui, nous le voyons, n'est pas une tuberculose guérie, mais le résultat d'une tuberculose à marche lente et à poussées successives ; dans le second cas, ce sera la désorganisation de plus en plus étendue du parenchyme pulmonaire.

Si, au contraire, l'invasion bacillaire ne se traduit que par des épiphénomènes inflammatoires bien localisés et de peu d'étendue, leur disparition ne laissera subsister, le plus souvent, qu'une modeste poussée de tuberculose interstitielle ou parenchymateuse qui évoluera secondairement elle-même vers la sclérose ou le ramollissement. La première de ces formes ne se traduira que par des modifiations respiratoires ; la seconde, au contraire, donnera des signes d'auscultation positifs, permanents.

Il nous faut donc étudier ce que deviennent les signes de ramollissement. Quant aux signes de sclérose, ne consistant qu'en de simples modifications respiratoires, ce sont, exclusivement, des signes cicatriciels qui seront étudiés à leur chapitre spécial.

Nous citons auparavant une observation dans laquelle la marche de ces épiphénomènes inflammatoires est bien nette.

OBSERVATION XX (136) [1]

Forme pleurogène bilatérale, prédominante à gauche.

S... Joseph, trente ans, voyageur de commerce. Entré le 23 août 1900. Sorti le 20 avril 1901. Séjour de huit mois. Poids = + 1 kg. 340. Bacilles = 1,5 — 1,5.

Pas d'antécédents héréditaires. Pas d'antécédents personnels. Constitution très vigoureuse. Pas de manifestations scrofuleuses dans l'enfance.

Les premiers symptômes peuvent être reportés au mois d'avril 1898, et furent caractérisés par la toux, l'expectoration, une diminution progressive des forces et une laryngite persistante. L'amaigrissement fut très rapide (6 kilogrammes en deux mois). Sueurs nocturnes profuses.

On diagnostique tuberculose du sommet gauche. Depuis lors, la maladie a suivi une marche lentement progressive, permettant au malade, à la suite de traitements en des altitudes diver-

[1] Nous ne citons de cette observation que les passages ayant trait à des périodes congestives.

ses, de reprendre momentanément ses occupations. Il ne les abandonne définitivement qu'en janvier 1900, et commence une cure hygiéno-diététique sérieuse, qui lui donne les meilleurs résultats au point de vue de l'état général.

A l'entrée, 23 août 1900, la toux et l'expectoration sont assez abondantes.

Les fonctions digestives sont normales. Il existe une aphonie presque totale. Pas de sueurs nocturnes.

T. = 37 degrés. P. = 180. Les urines ne contiennent pas d'albumine.

A la percussion, la sonorité est généralement diminuée, surtout à gauche où la matité s'étend, en arrière, jusqu'à la base.

A droite, en arrière, dans la moitié supérieure, quelques râles fins couvrent le commencement de l'inspiration sur divers points. La respiration est légèrement soufflante, la voix retentissante. En avant, quelques râles muqueux au début de l'inspiration.

A gauche, dans toute la hauteur, en arrière, râles fins, superficiels, uniformes, inspiratoires. Quelques frottements superposés. La voix n'est pas retentissante. En avant, mêmes signes : râles fins, peut-être plus confluents.

Cœur : Dilatation du cœur droit. Dédoublement du premier bruit.

Le 7 septembre on constate quelques râles fins dans la fosse sus-épineuses droite. Ils ont disparu, ainsi que ceux notés en avant, à l'auscultation du 23 septembre. En outre, les signes stéthoscopiques à gauche ont diminué de volume. La toux et l'expectoration ont diminué de moitié.

Les signes d'auscultation vont s'atténuant jusqu'au 9 octobre. A cette date, poussée thermique atteignant 39 degrés. Les râles réapparaissant du côté droit et deviennent très confluents, à gauche, en arrière.

9 janvier. — L'état général est très bon

A gauche, en arrière, les râles sous-crépitants signalés sont relativement rares et disparaissent à peu près complètement à partir de la fosse sous-épineuse.

Obscurité respiratoire très accusée.

A droite les bruits anormaux ont presque complètement disparu. A la partie la plus interne de la fosse sous-épineuse, petit foyers de râles inspiratoires limité à ce point. En avant, un ou deux râles crépitants, fins au début de l'inspiration.

3 février. — La température atteint 38°4. A droite comme à gauche, dans toute sa hauteur, les râles sont très nombreux et très confluents.

En outre, dans la fosse sous-épineuse droite, la respiration est soufflante. Matité à ce niveau. Bruits bronchiques surajoutés à gauche.

6 février. — la température revient à la normale, avec atténuation des signes stéthoscopiques.

18 février. — T. = 40 degrés. L'auscultation ne décèle pas de nouveaux bruits.

Toutefois à la partie interne de la fosse sus-épineuse, respiration fortement soufflante.

22 février. — La température se maintient élevée. Les râles du côté gauche sont très confluents.

4 mars. — Les râles ont disparu de la fosse sous-épineuse droite. A gauche, la base est à peu près dégagée.

7 mars. — Nouvelle élévation de la température. Les râles occupent de nouveau tout le côté gauche. Application de pointes de feu.

La température revient à la normale et les signes d'auscultation deviennent moins confluents.

B. **Les signes de ramollissement.** — L'auscultation ayant laissé entendre des signes de ramollissement, que vont-ils devenir lors de l'amélioration ou de la guérison de la tuberculose pulmonaire? Sont-ils susceptibles d'une disparition complète, ne laissant plus subsister à leur suite que des signes de sclérose ou d'emphysème, ou la constatation de signes de ramollissement doit-elle faire abandonner tout espoir de guérison ? Nous allons essayer de montrer que, au même titre que tous les autres symptômes de la tuberculose pulmonaire, les signes de ramollissement peuvent disparaître complètement ou, pour parler plus exactement, être remplacés par les manifestations du processus cicatriciel que nous étudierons ultérieurement.

Mais nous voulons, avant tout, bien préciser notre pensée. Les signes cliniques de ramollissement peuvent disparaître à condition d'être la manifestation de lésions bien localisées et peu extensives. Nous venons, en effet, de voir que les épiphénomènes de réaction inflammatoire étaient la résultante de ces lésions, et que leur caractéristique était d'être éphémères, et de disparaître sans rien laisser après eux que les lésions causales. Il n'en est pas de même de ces dernières dont le caractère est la fixité. Nous ne prétendons pas, lorsqu'elles affectent une marche progressive, envahissante, qu'elles s'accompagnent d'une altération croissante de l'état général et de désorganisation étendue (pneumonie caséeuse lobaire, broncho-pneumonie, infiltration serpigineuse étendue), qu'elles sont susceptibles de guérison ; nous affirmons simplement que des zones de ramollissement bien limitées ou étendues mais superficielles, peuvent guérir, quel que soit le degré de ce ramollissement, y eût-il même désorganisation du parenchyme pulmonaire.

Nous pouvons, maintenant, envisager les manifestations de la guérison sur les signes de ramollissement, La première manifestation de la guérison est la transformation des bruits humides en bruits secs, qui traduit l'asséchement des plaies pulmonaires. Nous verrons, lors de l'étude de l'altitude, comment et sous quelles influences cet assèchement peut se produire. En même temps l'expectoration diminue et change de nature. Puis, peu à peu, les bruits fixes (craquements, râles sous-crépitants, etc.) diminuent de confluence et de volume; enfin, la respiration normale, rude ou obscure, ne laisse plus entendre de bruits anormaux.

Mais il ne faudrait pas, à cette période, se hâter de conclure à la guérison, car les signes d'auscultation, absents de la respiration normale, réapparaissent dans les secousses de toux (obs. II).

La guérison est donc loin, alors, d'être obtenue, et nous savons avec quelle lenteur disparaissent les signes de ramollissement. L'état général peut être excellent, la toux, l'expectoration et les signes subjectifs peuvent presque avoir disparu depuis longtemps; les secousses de toux réveillent encore des signes de ramollissement. Ce n'est qu'à la longue, après un traitement poursuivi pendant des mois et des années que les signes d'auscultation disparaissent. Tout d'abord les râles ou craquements font place à une respiration granuleuse, qui n'est pas encore la guérison. Car c'est là une épine inflammatoire, et un foyer de râles peut encore apparaître à l'occasion des poussées congestives qui se déterminent volontiers autour des anciens foyers, tant qu'ils ne sont pas complètement éteints. Ce n'est que lorsque la respiration granuleuse, dernier stade du ramollissement, aura fait place à de la respiration rude (sclérose) que la disparition des signes de ramollissement sera obtenue.

Cette lenteur même à disparaître nous explique

pourquoi tant de médecins ne croient pas à la possibilité de la disparition de ces signes : ils persistent après une longue période de traitement, malgré un excellent état général; les malades sont perdus de vue, reprennent leurs occupations et voient leur état aggravé par une nouvelle poussée. Mais, nous le répétons, ces signes peuvent disparaître. Voici un exemple typique de leur évolution vers la guérison.

OBSERVATION XXI

Pleurésie sèche ancienne, fibreuse, du côté droit, avec nombreuses et épaisses adhérences du sommet.
Fibro-caséeuse à début cortical du lobe supérieur gauche, à tendance fibreuse.

H... Élisabeth, dix-neuf ans. Entrée le 14 octobre 1901. Bacilles = o.

Antécédents héréditaires chargés du côté maternel. Pas d'antécédents morbides jusqu'à treize ans. A cet âge, pleurésie sèche à droite. Depuis lors, sensibilité du côté droit.

Réglée à quinze ans, régulièrement pendant quatre jours.

Depuis trois ans, la malade perd les forces, l'appétit, et maigrit. Apparition de la toux en décembre 1899. Il y a un mois seulement que la malade a été obligée de s'aliter à la suite de poussée congestives. Jamais d'hémoptysie.

A l'entrée, 14 décembre 1901, l'état général est bon, sans symptômes d'anémie. Les ongles sont hippocratiques. Toux et expectoration très modérées. Les fonctions digestives sont satisfaisantes. Essoufflement facile. Pas de sueurs nocturnes. T. = 37. Pouls = 92. Les urines ne contiennent pas d'albumine.

A droite, submatité très marquée dans la fosse sus-épineuse. La respiration y est très obscure. Pas de bruits anormaux fixes, mais, par intervalle, des froissements pleuraux superficiels.

L'obscurité persiste dans la fosse sous-épineuse, puis va en s'atténuant vers la base. En avant, très grande obscurité. Pas de bruits anormaux, même après la toux. La sonorité est diminuée. mais ni la toux ni la voix ne sont retentissantes.

A gauche, dans la fosse sus-épineuse, la respiration est obscure, mais un peu rude et prolongée. A la partie interne, la toux fait apparaître un foyer de râles inspiratoires lointains : la matité est absolue et la voix un peu retentissante. Dans la fosse sous-épineuse, obscurité, rudesse, expiration prolongée, sans râles fixes.

Rien dans l'aisselle. En avant, submatité à ton élevé, obscurité, mais surtout rudesse, : pas de bruits anormaux, même après la toux.

Voix modérément retentissante.

Rien au cœur.

29 octobre. — Toux et expectoration très rares. Appétit passable. Sommeil bon. Température normale.

Les signes d'auscultation sont à peu près les mêmes. A gauche, dans la fosse sus-épineuse, il y a quelques craquements inspiratoires et la toux fait apparaître des râles, mais sans foyer bien confluent.

12 novembre. — Pas d'expectoration; toux très rare ; appétit assez bon.

Les signes d'auscultation se limitent, au sommet gauche, à quelques râles inspiratoires peu confluents, avec retentissement de la voix.

30 novembre. — Toux presque nulle. Les bruits anormaux sont de plus en plus rares dans la fosse sus-épineuse gauche. Ils apparaissent de façon très fugace après la toux. Les autres signes sont stationnaires

19 décembre. — Un peu de toux, sans expectoration. Sommeil bon. Pas d'essoufflement. A droite, quelques bruits bronchiques ou frottements disséminés. A gauche, dans la fosse sus-épineuse, bruits bronchiques. Les râles vrais sont rares et sans foyer fixe.

3 janvier. — Toux très rare. A la partie interne de la fosse

sus-épineuse gauche, la respiration est granuleuse, mais on n'entend plus de râles proprement dits, même après la toux. A droite, obscurité sans bruits anormaux[1].

Si la désorganisation du parenchyme pulmonaire était plus avancée, s'il existait une cavernule, la guérison pourra encore intervenir par assèchement de cette perte de substance et par oblitération de l'orifice bronchique. L'auscultation laissera, tout d'abord, entendre la disparition progressive des bruits humides, puis le souffle ne sera plus perçu dans la respiration normale, et, enfin, la toux n'aura plus le caractère amphorique, et les inspirations forcées qui l'accompagneront ne permettront plus d'apprécier l'existence d'un souffle.

Dans la forme sous-pleurale, la disparition des signes stéthoscopiques suivra la même marche, et, la symphyse pleurale intervenant, la guérison se traduira par l'absence de signes positifs. On ne pourra plus noter que de l'obscurité, de la matité et de la rétraction de la paroi.

Nous croyons donc pouvoir affirmer que les signes de ramollissement, dans les conditions que nous avons exposées, sont susceptibles d'une disparition complète. Un fait ressort de ceci, à savoir que la possibilité de la guérison dépendra de l'étendue et de l'évolution des lésions, non moins que des ressources générales de défense de l'organisme Il s'en dégage également que

[1] Nous citons sous le numéro XXIII une observation dans laquelle on peut noter la disparition complète des signes de ramollissement.

les signes de sclérose et d'emphysème (C) sont, à proprement parler, des signes cicatriciels qui vont être étudiés au chapitre suivant.

Nous poserons donc les conclusions suivantes :

La guérison clinique de la tuberculose se manifeste par la disparition des signes stéthoscopiques : épiphénomènes inflammatoires et signes de ramollissement.

Ceux-ci ne peuvent disparaître que s'ils traduisent des lésions bien limitées, ou étendues mais superficielles, mais, dans tous les cas, non extensives.

Leur disparition est, le plus souvent, très lente.

Les formes curables sont exclusivement celles qui répondent à ces conditions, et l'aphorisme, la tuberculose pulmonaire est curable, doit être ainsi complété : La tuberculose pulmonaire est curable dans presque toutes ses formes scléreuses, et dans un petit nombre de ses formes primitivement caséeuses.

X. — **Les signes cicatriciels et les troubles fonctionnels du côté du cœur et du poumon.**

Nous avons vu, au début de ce travail, quel sens il fallait attribuer au terme « guérison de la tuberculose ». Nous avons admis que, pouvait être considéré comme guéri, tout tuberculeux ayant récupéré un bon état général, ayant vu disparaître sa fièvre, sa toux, son expectoration et les bacilles qu'elle pouvait contenir, ne présente plus, à l'auscultation, que des manifestations pulmonaires dues au processus de cicatrisation, sclérose ou emphysème.

Nous avons vu, dans les paragraphes suivants, que tous les grands symptômes de la tuberculose étaient susceptibles de disparition ; il nous reste à étudier les signes fournis à l'auscultation par les néoformations résultant du processus cicatriciel, et le retentissement de la guérison sur l'appareil circulatoire.

Et, avant tout examen, une conclusion évidente s'impose, à savoir que les signes positifs de la guérison de la tuberculose n'existent pas, puisqu'ils se réduisent à ceux des processus de cicatrice surajoutés. Dans le plus grand nombre des cas, quelle que soit la forme de la sclérose, et à part les cas de sclérose dense, il est surprenant de voir combien les signes d'auscultation sont négatifs, même avec de graves lésions. Si la masse cicatrisée est importante ou superficielle, l'auscultation laissera seulement entendre une respiration diminuée, et le processus donnera de la submatité. Si, au contraire, la lésion était petite ou centrale, les signes d'auscultation seront absolument négatifs.

Comment se produit la cicatrisation des lésions tuberculeuses ? Nous savons déjà que le tubercule est une production présentant deux tendances évolutives : évolution caséeuse au centre, évolution fibreuse à la périphérie, et que, si cette dernière l'emporte, la guérison anatomique est produite. Cette guérison, aux différents stades de la maladie, peut se produire de la manière suivante :

1° Transformation du tubercule en une masse fibreuse, avant la caséification. C'est là le tubercule de guérison de Cruveilhier.

2° Enkystement d'une masse caséeuse, soit qu'il y

ait enkystement simple, soit que la matière caséeuse subisse la transformation crétacée.

3° Cicatrisation d'une caverne, qui peut se produire soit par l'asséchement simple, soit par enkystement avec, dans ces deux cas, occlusion de l'orifice bronchique, soit enfin par transformation fibreuse et accollement des surfaces opposées.

1° *Tubercule fibreux.* — Cette transformation du tubercule peut affecter, cliniquement, deux modalités différentes, suivant qu'il s'agit de lésions bien limitées, de tubercules isolés, ou que, au contraire, une surface plus étendue du poumon est envahie par l'infiltration tuberculeuse. Si la cicatrisation ne porte que sur quelques rares tubercules disséminés, ils subissent simplement la transformation fibreuse, avec un retentissement léger sur la zone pulmonaire avoisinante. Si, au contraire, le processus cicatriciel intervient sur des tubercules rapprochés, occupant une zone plus ou moins étendue en surface, la transformation fibreuse ne se limite pas au seul tubercule. Comme l'a fort bien démontré M. Bard, « elle se diffuse autour du tubercule à tout le tissu conjonctif qui constitue la charpente de l'organe. Il en résulte une véritable sclérose broncho-pulmonaire qui transforme une large étendue du poumon en un bloc noirâtre, ardoisé, presque impénétrable à l'air, adhérent ou non aux parois thoraciques ».

Donc, suivant l'importance du processus tuberculeux, cette sclérose va être ou discrète, interstitielle et disséminée, avec un emphysème plus ou moins accusé, ou elle sera, au contraire, conglomérée en masses denses. Suivant les cas, ce seront ou les signes d'emphysème ou les signes de sclérose qui prédomineront, ou bien une association de ces deux facteurs interviendra, ou, encore, on aura de l'emphysème pur ou de la sclérose pure. Les cas extrêmes nous donneront donc :

Dans les cas d'emphysème prédominant, un thorax globuleux, du tympanisme, de l'obscurité respiratoire avec vibrations diminuées, une inspiration humée et une expiration prolongée ;

Dans les cas où la sclérose occupera la première place au contraire, de la matité, une respiration rude, bronchique et même soufflante, avec augmentation des vibrations. Dans tous les cas on pourra noter un certain degré de rétraction de la paroi et de symphyse pleurale.

Entre ces deux extrêmes bien tranchés, l'examen clinique pourra déceler toutes les associations intermédiaires produites par l'emphysème et la sclérose concomitants.

2° *Tubercules enkystés.* — Dans les tuberculoses à marche lente, la guérison peut intervenir par enkystement du tubercule, déjà caséifié, soit qu'une simple coque fibreuse se forme autour du tubercule, l'isolant ainsi du reste du poumon, soit que la matière caséeuse, contenue au centre subisse, ultérieurement, la transformation crétacée. Dans l'un et l'autre cas. les signes cliniques seront semblables à ceux énumérés ci-dessus, suivant le processus de guérison prédominant. Nous insisterons sur l'importance pronostique de l'un et l'autre mode de cicatrisation, étant donnée la possibilité de la persistance du bacille dans les tubercules calcifiés. Cornil et Babès prétendent qu'on y trouve rarement des bacilles. Pour Déjerine le bacille persisterait assez fréquemment, et Ziemssen, A. Allivier et Loomis ont pu trouver, à l'autopsie, dans les lésions de tuberculeux guéris cliniquement depuis vingt ans, des bacilles encore virulents. Kurlow a repris ces affirmations et a posé les conclusions suivantes, heureusement plus rassurantes : « Si la sclérose ou la calcification sont complètes, la virulence est nulle ; si au tissu fibreux ou pétrifié se mélange un peu de matière caséeuse, la virulence est conservée. »

3° *Cicatrisation d'une caverne.* — Pour être rare, cette manifesfation de la guérison n'en existe pas moins, et de nombreuses observations, rapportées par différents auteurs, ne laissent aucun doute sur ce point, à savoir que la guérison clinique d'une caverne est possible.

Nous avons déjà vu plus haut que cette guérison se traduit soit par le simple asséchement de la caverne, avec élimination de la matière caséeuse, soit par enkystement de la caverne avec ou sans transformation de la matière caséeuse, soit, enfin par accollement des deux parois de la caverne, transformant cette dernière en une véritable cicatrice fibreuse.

Cliniquement, la guérison de la caverne ne se traduira que par la disparition des signes cavitaires, qui surviendra à mesure que s'obturera l'orifice bronchique et que s'asséchera la caverne. Ces deux processus de guérison réalisés, les signes cicatriciels cliniques d'une caverne guérie seront totalement négatifs, et le diagnostic en devient impossible pour le médecin auscultant le malade, une fois la cicatrisation intervenue.

4° *Formes pleurogènes.* — Enfin, dans les formes pleurogènes pures, c'est-à-dire sans infiltration sous-pleurale plus ou moins étendue du parenchyme pulmonaire, la guérison se fait par symphyse pleurale, avec rétraction plus ou moins considérable de la paroi. Les signes d'auscultation sont, comme toujours, réduits au minimum, et ne se traduisent que par de la submatité étendue et une obscurité généralisée avec vibrations diminuées. Ces guérisons sont définitives, et ces formes sont d'autant plus intéressantes que ces malades. n'ayant le plus souvent présenté que peu de toux et d'expectoration, et jamais de bacilles, n'ont pas été considérés comme des tuberculeux, puisque pour beaucoup de personnes tuberculose pulmonaire est synonyme de caséification avec communication bronchique

Nous citerons les observations suivantes, comme types de ces différents modes de guérison.

OBSERVATION XXII (161).

Sclérose interstitielle disséminée du lobe supérieur droit. Evolution possible à gauche.

D... Marie, vingt-quatre ans, bouillonneuse. Séjour de trois mois. Entrée le 24 février. Sortie le 24 mai 1901.

Poids = + 7 kg. 025. Bacilles = o.

Pas d'antécédents héréditaires. Pas d'autres antécédents personnels que les maladies de l'enfance. Constitution plutôt délicate.

Réglée à seize ans, très irrégulièrement pendant cinq jours.

Au cours de l'été 1899, les premiers symptômes d'affaiblissement se manifestent. Perte de l'appétit. Amaigrissement. Sueurs nocturnes.

En août, petite hémoptysie se répétant depuis à plusieurs reprises, et en particulier le 10 décembre. A cette même époque s'installent une toux et une expectoration persistantes qui décident la malade à se faire soigner.

A l'entrée, 24 février. — L'état général est bon ; la malade est infantile.

Pas d'amaigrissement, un peu d'anémie. Pas d'expectoration, toux très modérée. Fonctions digestives satisfaisantes. Pas de sueurs nocturnes.

T. = 37 degrés. P. = 88. Les urines ne contiennent pas d'albumine.

Percussion : à droite, en arrière, la sonorité est diminuée, et il y a un peu de résistance au doigt.

Auscultation : à gauche, dans la fosse sus-épineuse, respiration rude. A la partie externe, craquements inspiratoires inconstants et lointains.

Dans la fosse sous-épineuse, au voisinage de l'aisselle, on retrouve quelques craquements très lointains et très inconstants. Respiration rude jusqu'à la base. En avant, pas de bruits anormaux.

A droite dans la partie supérieure du poumon, respiration généralement rude, sans bruits anormaux, même après la toux. En avant, on perçoit parfois un craquement très fin et isolé. Respiration rude, non emphysémateuse. Les vibrations sont généralement augmentées.

11 mars. – La toux a disparu, l'état général et l'appétit sont bons.

A gauche, respiration généralement rude, quelques craquements fins disséminés au sommet. A droite, état stationnaire.

9 avril. — Les craquements sont devenus très rares à gauche dans la fosse sus-épineuse ; la toux ne les renforce pas, et on ne trouve plus rien le long de la colonne vertébrale. A droite, respiration rude, sans bruits anormaux.

Etat général excellent. Ni toux, ni expectoration.

3 mai. — La température est normale et régulière. Ni toux, ni expectoration. Fonctions digestives normales.

A droite, respiration rude, sans bruits anormaux, A gauche, la respiration normale ne s'accompagne que de quelques rares froissements Après la toux, un ou deux craquements isolés et inconstants.

24 mai. — L'état général est excellent sous tous les rapports Il n'y a ni toux, ni expectoration.

A gauche, la respiration est généralement moelleuse en arrière. Pas de bruits anormaux, même après la toux. La respiration devient rude à la partie interne. En ce point les vibrations sont accrues.

A droite, pas de bruits anormaux. Respiration généralement très rude.

Les vibrations sont augmentées en avant et en arrière.

OBSERVATION XXIII (156).

Sclérose interstitielle disséminée des sommets, bilatérale, évolutive à droite. Léger ramollissement passager. Emphysème très marqué.

B... Fernand, dix-neuf ans, cardeur en soie. Séjour de quatre mois.

Entré le 16 janvier. Sorti le 15 mai 1901. Poids = + 4 kg. 925. Bacilles = 0-0.

Pas d'antécédents héréditaires, pas d'autres antécédents personnels qu'une otite suppurée chronique.

Au mois de septembre 1897, apparition subite de la toux, sans expectoration. De suite, amaigrissement, perte des forces, sueurs nocturnes. La toux persiste jusqu'en janvier 1900, malgré une reprise notable de l'état général. A cette époque, grippe légère, n'ayant pas semblé influencer l'évolution de l'affection. Il n'y a guère que trois semaines que l'expectoration est apparue. Jamais d'hémoptysie. Jamais d'amaigrissement bien sensible.

A l'entrée, 16 janvier. — L'état général est bon. Les ongles sont légèrement hippocratiques. Toux et expectoration modérées. Fonctions digestives normales. Un peu d'essoufflement.

T. 37 degrés. P. = 92. Les urines ne contiennent pas d'albumine.

Percussion : submatité avec résistance au doigt à gauche, en arrière. En avant, tonalité plus élevée. Thorax un peu globuleux.

Auscultation : à droite, en arrière, rythme respiratoire un peu emphysémateux ; légère obscurité. L'inspiration est granuleuse. Après la toux, dans la fosse sus-épineuse, râles fins assez lointains. Dans la fosse sous-épineuse, et jusqu'à la base, la respiration reste granuleuse par places, sans râles proprement dits. En avant, vers la fin de l'inspiration normale, éclatent des craquements disséminés, plus abondants à la partie interne sous la clavicule, où la toux fait apparaître un petit foyer de râles sous-crépitants fins, secs. Les vibrations sont plutôt exagérées à la base, et diminuées au sommet.

A gauche, en arrière, dans toute la fosse sus-épineuse, respiration très obscure. Pas de bruits anormaux. Rien jusqu'à la base. En avant la respiration est saccadée, l'expiration prolongée, un peu silencieuse. Les vibrations sont un peu augmentées en avant, au-dessus de la clavicule. En arrière, elle sont plutôt diminuées.

31 janvier. — Rien à signaler dans l'état général.

A gauche, la respiration est granuleuse à la partie interne de la fosse sus-épineuse, pas de râles proprement dits. Rien en avant.

A droite, à la partie interne, respiration granuleuse. En avant quelques râles fins disséminés, inspiratoires.

14 février. — Température normale, toux très modérée, expectoration nulle.

A gauche, dans la fosse sus-épineuse, respiration obscure et granuleuse. Rien en avant.

A droite, en arrière, dans la fosse sus-épineuse quelques râles disséminés et très inconstants. En avant, le foyer de râles sous-claviculaires a disparu même après la toux.

14 mars. — L'état général se maintient excellent sous tous les rapports.

A gauche, état stationnaire. A droite, la respiration est rude et granuleuse à la partie interne de la fosse sus-épineuse. Pas de bruits anormaux. En avant, respiration rude. Les vibrations vocales semblent un peu augmentées au sommet droit.

28 mars. — Ni toux, ni expectoration. A droite, pas de bruits anormaux, légère obscurité en arrière. A gauche, respiration obscure, sans râles.

25 avril. — Pas de modifications.

14 mai. — La toux et l'expectoration ont complètement disparu; l'état général est excellent A l'examen, on ne trouve nulle part de bruits anormaux. Parfois à la partie interne de la fosse sus-épineuse droite la respiration semble un peu granuleuse, la toux ne fait rien apparaître. Timbre emphysémateux dans tout le sommet, avec obscurité. En avant, obscurité, sans bruits anormaux.

Les vibrations sont un peu accrues dans la fosse sus-épineuse, partout ailleurs elles sont diminuées; un peu de submatité dans la même région, ailleurs tonalité normale.

Le malade part dans un état de guérison apparente.

OBSERVATION XXIV (104).

Pleurésie tuberculeuse à faible épanchement, en voie de résorption. Envahissement pleurogène superficiel, plus apparent à la base et à l'extrême sommet en arrière.

X... G..., trente-deux ans, sans profession. Séjour, trois mois et demi. Entré le 13 décembre 1900.

Sorti le 27 mars 1901. Poids = + 4 kg. 275. Pas d'expectoration.

Dans les antécédents héréditaires du malade il faut noter que le père est peut-être tuberculeux. Constitution très vigoureuse. Pas d'antécédents morbides jusqu'à dix-huit ans.

A cette époque, pneumonie droite. A vingt et un ans, fièvre bilieuse hématurique et dyssenterie. Deux ans de paludisme, avec accès de moins en moins fréquents. A trente ans, bronchite grippale avec toux et expectoration abondante. L'analyse bactériologique, faite à cette époque, est négative. Au mois d'octobre, douleurs épigastriques variées et apparition d'un amaigrissement très marqué. Sueurs nocturnes profuses, toux sèche très modérée. Pas d'expectoration.

Cet état se maintient jusqu'au 12 novembre, date à laquelle on note un épanchement à droite. Ponction exploratrice : liquide citrin limpide qui, analysé, contient des bacilles de Koch Depuis ce moment, les douleurs ont disparu, mais il subsiste de la gêne respiratoire, de l'essoufflement. Les sueurs nocturnes ont diminué, sans disparaître cependant.

A l'entrée, 13 décembre 1900, l'état général est satisfaisant ; le malade est assez anémié. Toux presque nulle, sans expectoration. Les fonctions digestives sont normales. L'essoufflement est très accusé.

A la percussion, la matité est franche à l'extrême base droite. Elle s'élève jusqu'à deux travers de doigt au-dessous de la pointe de l'omoplate ; submatité jusqu'à la pointe. Hyperesthésie de toute la paroi.

Auscultation : à gauche, respiration normale.

A droite, la base du thorax sans être complètement immobile, a des mouvements moins amples qu'à gauche. Dans la fosse sus-épineuse, l'inspiration est légèrement rude et granuleuse. Un ou deux craquements disséminés. Dans la fosse sous-épineuse, le timbre respiratoire est plus moelleux, l'inspiration reste granuleuse. La respiration s'entend jusqu'à l'extrême base. Elle est pure et n'a pas même le timbre granuleux. A la fin de l'inspiration, et au début de l'expiration, il y a encore un léger souffle très localisé. L'œgophonie subsiste et s'étend jusqu'à deux travers de doigt au-dessous de la pointe de l'omoplate. Elle se propage du côté de l'aisselle. Les vibrations sont abolies à la main, dans toute cette région. Elles sont normales ou peut-être exagérées au sommet et en avant. Quelques frottements du côté de l'aisselle ; en avant, la respiration est un peu exagérée.

20 décembre. — L'oppression est toujours très marquée. Plus de toux ni de sueurs nocturnes. La matité est moins absolue à droite.

A droite, dans la fosse sus-épineuse, il n'y a pas de craquements, mais des frottements pleurétiques. La respiration n'est pas rude, mais plutôt obscure. Dans la fosse sous-épineuse, elle est encore légèrement granuleuse et s'entend bien jusqu'à la base. Le souffle pleurétique est à peine perceptible, et sur un très petit espace. L'œgophonie subsiste dans les mêmes limites. Il y a moins d'hysperesthésie de la paroi.

27 décembre. — L'état général reste bon, mais l'oppression est toujours marquée. L'œgophonie est très limitée à l'extrême base; on entend quelques frottements dans la région submate, et quelques râles proprement dits à la fin de l'inspiration. Les frottements sont encore plus manifestes dans l'aisselle où on les trouve jusqu'à la partie supérieure de la fosse axillaire.

Au sommet, dans la fosse sus-épineuse, la respiration est impure, et donne une impression de rugosité.

5 janvier 1901. — L'état général est très bon. La submatité commence à devenir appréciable à trois travers de doigt au-dessous de la pointe de l'omoplate. Toujours un peu de douleur à la percussion.

Les frottements s'entendent à partir de la pointe et se continuent jusqu'à la base. L'œgophonie a beaucoup diminué d'intensité et d'étendue. Elle n'est plus appréciable que sur une largeur d'un travers de doigt et à cinq travers de doigt au-dessous de la pointe. Dans la région axillaire, quelques frottements superficiels. Obscurité assez marquée à l'extrême base. Obscurité dans la fosse sous-épineuse, légers frottements aux deux temps.

15 janvier. — La submatité occupe toujours la même région, mais elle est moins accusée et les vibrations sont partout perceptibles à la main. Plus d'hyperesthésie de la paroi. A l'auscultation, la respiration s'entend de mieux en mieux jusqu'à la base. Au sommet, en arrière, se prolongeant vers la ligne axillaire, quelques légers frottements. A six travers de doigts, au-dessous de la pointe de l'omoplate, un point d'œgophonie bien limité. Pas de bruits respiratoires anormaux dans cette région, pas de frottements, pas de souffle.

29 janvier. — Il y a à nouveau un peu d'hyperesthésie de la

paroi. A droite, au sommet, les signes n'ont pas varié, et, dans la fosse sus-épineuse gauche, on trouve aujourd'hui quelques frottements légers et rares. Dans toute la hauteur du poumon droit en arrière, la respiration est bien entendue. Les frottements de retour, perceptibles à peu près partout, sont plus nombreux et plus accusés dans la région axillaire et au-dessous de la pointe de l'omoplate Ce n'est qu'à sept travers de doigt au-dessous de la pointe qu'on retrouve le timbre œgophonique, limité à un très petit espace. En ce point, submatité. Les vibrations ne sont nulle part abolies. En avant, dans la fosse sus-claviculaire, on entend encore quelques frottements. Au-dessous de la clavicule, respiration absolument pure.

15 février. — La submatité n'a pas varié. L'œgophonie se restreint de plus en plus et perd sa netteté. La région est toujours sensible.

28 février. — La matité s'atténue ; les vibrations à la main sont perçues partout. Dans les points où se trouvait l'œgophonie, il n'y a plus qu'une légère obscurité. Au début de l'inspiration, surtout du côté de l'aisselle, il y a encore quelques légers frottements, le timbre œgophonique a complètement disparu. Au sommet, respiration toujours granuleuse et voilée. A gauche, dans la fosse sus-épineuse, la respiration est également obscure; quelques légers bruits inspiratoires bronchiques ou pleuraux. Plus d'hyperesthésie.

27 mars. — Il y a toujours à la base. et dans l'aisselle de la submatité, et la voix y présente un certain retentissement. Toutefois, il n'y a plus aucun timbre œgophonique vrai. Aux sommets, et particulièrement à droite, subsiste l'obscurité respiratoire et une certaine inégalité du murmure vésiculaire, sans bruits caractérisés. L'état général est parfait. Pas d'autres signes subjectifs qu'un point douloureux intermittent d'origine diaphragmatique.

Le malade quitte le sanatorium.

Il est revu le 7 mai 1901, et l'auscultation donne les résultats suivants :

A partir de la pointe de l'omoplate. submatité qui devient

matité absolue dans la région de la base où l'on observe une certaine rétraction de la paroi. Le murmure vésiculaire, quoique un peu diminué, s'entend bien jusqu'en bas. Dans la fosse sous-épineuse, quelques frottements qui disparaissent à la base. Les vibrations sont plutôt augmentées à la main dans la fosse sous-épineuse et dans l'aisselle. A l'oreille la voix est plutôt retentissante, sans œgophonie en aucun point. Symphyse totale à la base, en formation dans la fosse sous-épineuse. Rien aux sommets.

L'état général est très bon. Apyrexie totale.

En somme, nous poserons les conclusions suivantes : toutes les formes de guérison et tous les signes cliniques afférents, ci-dessus exposés, correspondent à des cas exceptionnels. Dans la majeure partie des cas, la tuberculose qui guérit est discrète comme étendue et fibreuse d'emblée comme évolution. Aussi ne donne-t-elle absolument pas de signes à l'auscultation. Son existence est affirmée par des symptômes d'évolution, qui passent d'ailleurs trop souvent inaperçus. A une période seulement tardive, la répétition des poussées peut attirer l'attention et, à vrai dire, la forme fibreuse dense n'est pas une forme qui guérit, c'est une forme qui évolue par poussées successives, discontinues, et qui laisse le malade cardiaque ou emphysémateux, mais non guéri au sens absolu du mot. Cette forme fibreuse dense, nous est cependant précieuse, au point de vue séméiotique, puisqu'elle nous donne le tableau clinique et anatomique, et comme la démonstration très exagérée de la manière dont guérit la tuberculose ordinaire curable.

Il nous reste, maintenant, à examiner les troubles

de l'appareil circulatoire associés au processus de guérison ; ces troubles sont très importants à connaître, à cause de leur influence pronostique.

Nous n'insisterons pas sur les diverses complications qui peuvent survenir du côté du cœur au cours de la pthisie : endocardite dans la tuberculose granulique, péricardite dans la tuberculose chronique ; la myocardite, d'ailleurs exceptionnelle, et, enfin, l'atrophie du cœur qui, d'après certains auteurs, Laënnec, Bizot, Andral, Louis, Peacock, Barabé, etc. serait la règle à la période cachectique.

Bien plus importante est la manifestation du processus de guérison sur le muscle cardiaque, et la dilatation du cœur droit mérite de nous arrêter tant à cause de sa fréquence, que des complications graves qu'elle peut entraîner.

La dilatation du cœur droit, qui accompagne toujours toute transformation fibreuse étendue des tubercules, peut affecter deux modalités bien distinctes, et par leur symptômes et par le pronostic qu'elles comportent :

1° La dilatation du cœur droit ;

2° La dilatation du cœur droit avec insuffisance tricuspidienne.

1° *Dilatation du cœur droit.* — Elle peut s'observer dès les premiers stades de la tuberculose pulmonaire. Elle est alors causée, le plus souvent, par la gêne circulatoire qui se produit dans le domaine de l'artère pulmonaire (ou, plus exceptionnellement, par un rétrécissement congénital de l'artère pulmonaire). Cette dilatation se traduit tout d'abord exclusivement par de la dyspnée d'effort et de la tachycardie et, à l'auscultation, par une propagation des bruits du cœur à l'épigastre. Puis, peu à peu, lorsque l'organisation fibreuse des tubercules gagne en étendue, l'emphysème, la sclérose pulmonaire et les adhérences pleurales contribuent encore à augmenter la gêne circulatoire et à diminuer le champ de l'hématose. La dyspnée et la tachycardie s'accentuent alors. L'auscultation montre une propagation intense des bruits à l'épigastre, les bruits sont sourds, mal frappés, souvent dédoublés, le deuxième bruit est très faible. La palpation montre la déviation de la pointe en dedans, la percussion donne une zone de matité accrue pour le cœur droit.

Ces symptômes peuvent rester stationnaires. Mais, sous l'influence d'une densification de plus en plus grande du poumon, le ventricule droit finit par être complètement forcé, et on arrive à la production de :

2° *La dilatation du cœur droit avec insuffisance tricuspidienne.* — Cet état morbide, outre les symptômes énumérés plus haut, est caractérisé par la dilatation considérable du ventricule droit, la turgescence des veines jugulaires avec pouls veineux vrai, la cyanose, et, à l'auscultation, par un souffle systolique doux, à maximum à la région xiphoïdienne, dans l'angle formé par le sternum et les cartilages costaux. Cette insuffisance tricuspidienne entraîne toujours avec elle un pronostic grave, à cause de l'asystolie toujours possible : il est de règle que tous les malades porteurs de tuberculose fibreuse dense, meurent en asystolie par suite d'insuffisance tricuspidienne.

Les choses n'en arrivent pas toujours là, nous l'avons dit, et dans les lésions limitées, lors de la guérison entraînant à sa suite une densification peu étendue du poumon, la simple dilatation du cœur droit peut persister de longues années, bien supportée par les malades, et ne leur causant que les symptômes fonctionnels énumérés plus haut.

Au reste, la cure de repos à la montagne, par la suractivité de la circulation cardio-pulmonaire nécessitée par la suractivité des échanges organiques, fait subir au cœur un entraînement progressif, même au repos, auquel viennent s'ajouter les effets d'un exercice modéré et d'une ampliation pulmonaire plus considérable et qui se traduit par une disparition progressive de l'essoufflement.

Nous devons signaler ici un phénomène qui a été observé à maintes reprises par M. le Dr Dumarest, chez un certain nombre de vieux tuberculeux. C'est une insuffisance transitoire et paroxystique d'un cœur qui, jusqu'alors, avait ordinairement suffi à sa tâche. Ce sont de véritables crises d'asystolie, très dramatiques, avec dyspnée, tachycardie, diminution de la tension artérielle, sensation d'angoisse précordiale, palpitations et cyanose. A l'auscultation du cœur, on ne trouve que des battements tumultueux, hyperkinétiques, de l'affolement cardiaque, et un dédoublement des bruits, sans souffle tricuspidien. Ces cas sont justiciables de la digitale à dose fractionnée, de l'oxygène, du valérianate d'amyle et, d'une façon générale, des antispasmodiques plutôt que des toniques cardiaques vrais. Au reste, ces crises durent peu et n'entraînent pas de troubles circulatoires mécaniques. Elles sont, cependant d'un pronostic grave.

Nous ajouterons enfin, que la tachycardie, dont certains auteurs ont voulu faire un signe pronostique dans la tuberculose, nous semble plutôt en rapport avec les troubles mécaniques que nous avons étudiés dans ce chapitre, et qui se produisent dans la circulation cardio-pulmonaire. Nous avons constaté souvent sa solidarité avec la fièvre et l'intoxication dans les cas aigus, mais l'observation soutenue pendant de longues périodes, de la température des malades et des symptômes cardiaques, nous a montré que la tachycardie qui ne manque pas d'accompagner chaque poussée granulique ou fibro-caséeuse, cesse une fois la poussée finie, et qu'il est impossible d'établir un rapport symptomatique et pronostique entre ce phénomène et l'allure générale de l'infection. Le parallélisme entre les courbes thermique et cardiaque est, au contraire, une règle générale.

Nous poserons donc les conclusions suivantes :

La dilatation du cœur droit, accompagnant la cicatrisation de lésions peu étendues du poumon, est d'un pronostic bénin.

L'insuffisance tricuspidienne est une complication habituelle et grave des scléroses denses.

Des crises d'asystolie transitoire, justiciables des antispasmodiques, peuvent se rencontrer chez de vieux tuberculeux à lésions avancées.

La tachycardie n'a pas, chez les tuberculeux, la valeur pronostique que certains auteurs lui ont attribuée.

CHAPITRE III

LES FACTEURS DE LA GUÉRISON

Nous croyons avoir démontré, dans notre première partie, que tous les symptômes de la tuberculose pulmonaire pouvaient, dans certaines conditions, régresser puis disparaître, et être remplacés par des signes cliniques positifs que nous avons appelés signes cicatriciels. Il nous reste à examiner, maintenant, quels sont les facteurs susceptibles d'amener ce résultat. Nous diviserons ce chapitre en trois parties : après avoir étudié l'action du traitement hygiéno-diététique, nous envisagerons, dans un chapitre spécial, propre à la climatologie, l'influence particulière du climat de montagne et de l'altitude ; enfin, dans une dernière partie, nous examinerons les effets que peuvent produire les agents médicamenteux proprement dits. Notre étude comportera donc les points suivants :

I. *Traitement hygiéno-diététique.*

II. *Climatologie.*

III. *Thérapeutique.*

I. **Traitement hygiéno-diététique.**

Nous ne ferons pas ici l'historique de ce facteur thérapeutique. Il faudrait remonter à la plus haute antiquité pour retrouver les premiers partisans de ce mode de traitement ; nous nous contenterons de citer les deux noms qui sont inséparables du traitement hygiénique de la tuberculose pulmonaire, ceux de Brehmer et de James-Henry Bennet. Nous diviserons cette étude en trois parties correspondant aux trois éléments de la cure hygiéno-diététique :

1° Le repos ;

2° L'alimentation ;

3° L'aération.

1° Le Repos. — Le temps n'est plus où l'on considérait l'exercice, même exagéré, comme salutaire aux tuberculeux, tablant sur lui pour favoriser la reprise de l'appétit. Le repos, moyen d'arrêt de la dénutrition, est considéré aujourd'hui comme indispensable dans la tuberculose pulmonaire, et Brehmer a pu poser cette conclusion : Le tuberculeux ne doit pas se fatiguer.

Est-ce à dire, comme le prétendent certains phtisiothérapeutes, de l'école de Dettweiller, que tout exercice doit être proscrit, et que le malade doit être condamné au repos absolu ? Nous ne le croyons pas et pensons, au contraire, qu'un exercice graduel, mais toujours modéré, ne peut qu'être salutaire aux malades. Il y a loin, on le voit, de cette conception de l'exercice à celle admise, il y a peu d'années encore, et qui semble présider aux distractions violentes tolérées dans certains sanatoriums suisses. Et nous ajouterons que non seulement le tuberculeux ne doit pas se fatiguer, mais qu'il est des indications précises dans lesquelles le repos absolu doit être exigé.

Pour donner son maximum d'effet, le repos doit être à la fois intellectuel et physique.

A. *Repos intellectuel.* — Nous ne nous dissimulons pas la difficulté qu'il y aura à l'obtenir. On devra, pratiquement, se contenter de conseiller aux malades de faire abstraction, le plus possible, de leurs préoccupations, et on devra interdire, d'une façon absolue, tout surmenage intellectuel. Pas plus que le corps, le cerveau du tuberculeux ne doit se fatiguer, et la lecture elle-même ne sera tolérée que dans les limites où celle-ci ne risque pas de fatiguer le malade. Pour la même raison, il sera bon d'interdire, pendant les heures de chaise-longue, les conversations bruyantes et animées, les discussions, qui entraînent toujours à leur suite un certain degré d'excitation préjudiciable au repos physique.

B. *Repos physique.* — Nous avons dit que, sauf indications spéciales, celui-ci ne devait pas être absolu. Nous nous occuperons tout d'abord de ces cas particuliers qui, une fois améliorés par le repos, pourront à leur tour profiter des avantages d'un exercice modéré.

a) *Repos absolu.* — Il comporte le séjour au lit, et doit être prescrit dans les cas suivants :

Fièvre. — Chaque fois que la température vespérale atteint ou dépasse 38 degrés, que la fièvre soit de nature tuberculeuse proprement dite ou symptomatique d'une poussée congestive, le repos absolu est obligatoire. Sous l'influence du repos complet combiné à l'aération, la fièvre, le plus souvent, tombe rapidement. Nous avons vu, au chapitre spécial de la fièvre, quelles indications pronostiquées il fallait tirer de la persistance de la température malgré le repos au lit.

Hémoptysies. — Nous n'insisterons pas sur l'influence du repos absolu sur les hémoptysies. C'est là un fait bien connu aujourd'hui, et de nombreux cas d'observation personnelle nous ont montré que des hémoptysies ayant cédé à un séjour prolongé au lit, reparaissaient dès que le malade essayait de reprendre la vie habituelle.

Ce sont-là, croyons-nous, les seules indications du repos absolu. Chez tous les autres malades le séjour au lit n'est pas formellement indiqué. Le nombre des heures de repos devra, bien entendu, être variable suivant les indications tirées des lésions pulmonaires, de la courbe thermique et de l'état général de chaque malade.

b) *Repos relatif.* — La cure de repos doit être faite à l'air libre pour combiner son action à celle de l'aération, et dans la position horizontale. Pratiquement, elle comprend le séjour, pendant plusieurs heures par jour, sur des chaises longues disposées sous des galeries couvertes, exposées au midi, surélevées au-dessus du sol, et abritées contre le soleil et le vent. C'est ainsi que sont construites les galeries de cure du sanatorium d'Hauteville. La cure de repos s'y pratique d'après les principes suivants :

A son arrivée, quel que soit son état général, quelles que soient les lésions qu'il présente, le malade fait partie de la série dite exceptionnelle. Les malades de cette série sont astreints à passer la majeure partie de leur journée sur les chaises-longues, dans une immobilité aussi complète que possible. L'expérience nous a montré, en effet, que la plus grande partie des accidents qui suivent l'arrivée à l'altitude, les hémoptysies, en particulier, peuvent être évitées par l'immobilité pendant les premiers jours. Outre cette influence appréciable, le repos forcé auquel est condamné le malade favorise l'adaptation plus rapide de l'organisme aux nouvelles conditions de milieu dans lesquelles il vit. Les avantages de cette pratique sont donc incontestables et, seuls, pourraient être dispensés, les malades déjà acclimatés par des séjours antérieurs à l'altitude.

Cette première période passée (et elle n'excède en aucun cas huit jours), les malades sont divisés en deux séries : les uns (1re série), absolument apyrétiques, dont les lésions sont limitées, l'état général satisfaisant, et le cœur normal, feront, en plusieurs fois, six heures de chaise-longue tous les jours, sans que jamais les séances de repos horizontal dépassent une heure et demie. — Les autres (2me série), à température subfébrile (dépassant 37°4 le soir), à lésions pulmonaires plus étendues, et à état général plus altéré, coïncidant avec un cœur moins résistant, feront, en deux séances, une heure de chaise-longue supplémentaire par jour. En outre, tandis que les malades de la première série pourront faire chaque jour des promenades à durée minimum de deux heures, les autres ne pourront sortir de l'établissement et devront se contenter de quelques instants de marche sur la terrasse du sanatorium. Les heures de chaise-longue sont d'ailleurs combinées de telle sorte qu'elles ne puissent pas, par leur durée et leur fréquence, provoquer l'ennui, compagnon trop assidu de l'inaction.

Indépendamment des heures de chaise-longue, la cure de repos comprend le séjour au lit qui, au sanatorium, est de dix heures trois quarts en hiver, et de neuf heures trois quarts en été, pour tous les malades indistinctement.

Il nous reste à dire, pour en avoir terminé avec l'application de la cure de repos au sanatorium, que tous les malades, sans exception, sont tenus de faire une heure et demie de chaise-longue après les deux principaux repas, Il est, en effet, de notion commune, que le repos étendu facilite le travail mécanique de l'estomac, et cette propriété ne saurait être mieux utilisée que chez les tuberculeux dont on exige la suractivité digestive.

La cure de repos, ainsi appliquée, produit, tout d'abord, son action sur la fièvre. Nous avons produit, dans le chapitre spécialement consacré à ce symptôme, des courbes de température auxquelles nous renvoyons. Non seulement la cure de repos, associée à l'aération, et à l'action propre de l'altitude, provoque la chute de la température, mais encore, et surtout, elle régularise la courbe thermique. Et cela est si vrai que nous avons pu, à maintes reprises, noter l'action de la fatigue sur la température. Nous avons intentionnellement noté dans la courbe n° 3 des élévations thermiques coïncidant avec des promenades prolongées; nous produisons, ci-dessous une courbe que nous croyons très intéressante à cet égard.

B... Jeanne, vingt-quatre ans, veuve, sans profession. Entrée le 23 avril. Sortie le 22 juillet 1901.

Forme fibro-caséeuse bilatérale. Caverne probable au sommet gauche.

A l'entrée la malade est mise au repos absolu. La température fébrile, tout d'abord, revient à la normale et s'y maintient.

Puis sous l'influence d'un voyage à Lyon, pendant lequel la malade se fatigua beaucoup, production de la courbe 7, et évolution plus accentuée des lésions pulmonaires.

La digestion et la nutrition, nous l'avons vu, sont influencées par le repos. Nous verrons en leur place, les autres facteurs qui interviennent pour augmenter cette action. Nons donnons, ici, la feuille de poids d'un malade qui, malgré des soins minutieux, et soutenus, au bord de la mer, n'était jamais arrivé à récupérer son poids normal, et qui, sous l'influence du traitement hygiéno-diététique à l'altitude et le repos rigoureux, est arrivé au résultat suivant :

Cette courbe se rapporte à l'observation publiée sous le numéro XII (142).

G... Giovanni, trente-deux ans.

	kg.
4 septembre 1900	56,750
11 —	57,490
22 —	59,160
29 —	59.730
6 octobre	60,830
9 novembre	63,550
16 —	64,150
29 —	65,600
12 décembre	66,750
26 —	67,725
10 janvier 1901	69,575

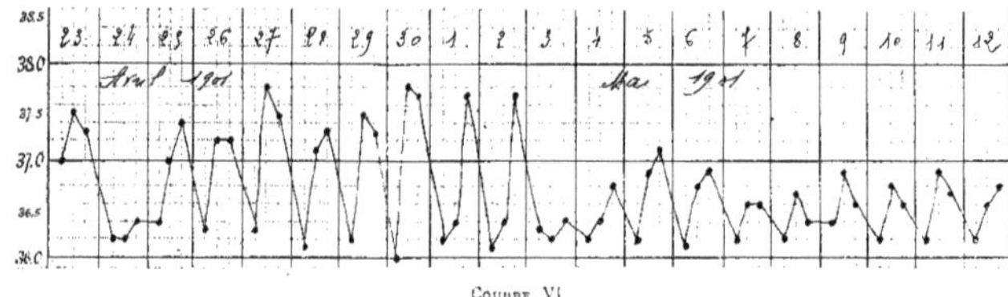

Courbe VI

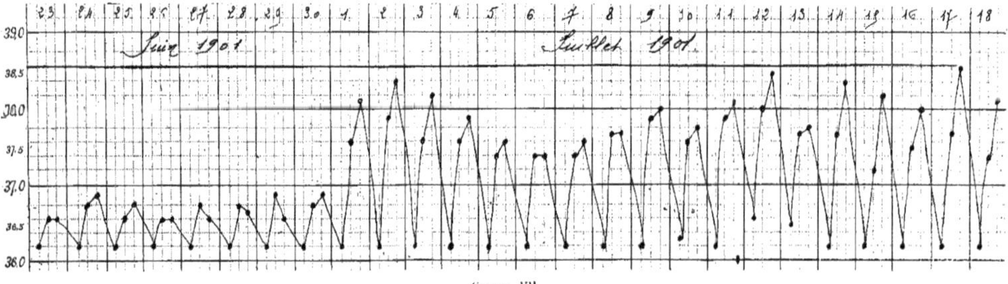

Courbe VII

		kg.
24 —	. . . .	70,500
7 février	. . . .	71,600
20 —	. . . .	72,500
7 mars	. . . .	72,950
20 —	. . . .	73.575
5 avril	. . . .	74,700
28 —	. . . .	74.600
		+ 17,850

Ce malade est actuellement au sanatorium de Wald, et nous écrit qu'il vient d'atteindre son 29e kilogramme d'augmentation (22 décembre 1900).

Enfin la cure de repos, nous l'avons déjà dit, a une influence manifeste sur la non-production des hémoptysies. Nous avons vu bien des malades présentant, pendant la première partie de leur séjour à la montagne, des hémoptysies dues sans aucun doute à l'altitude et qui les ont vues disparaître complètement sous l'influence d'une cure de repos méthodique et suivie.

OBSERVATION XXV (167).

Forme fibreuse. Infiltration sous-pleurale localisée à la base gauche.

G... (Emile), vingt-sept ans, employé des Postes. Séjour de quatre mois. Entré le 12 février. Sorti le 4 juin 1901. Poids = 55,450, 63,250 = + 7 kg. 800. Bacilles o — o. Pas d'antécédents héréditaires. Constitution assez vigoureuse. Pas de signes de scrofule,

A vingt-trois ans, pendant le service militaire, scarlatine et pleurésie gauche. A cette même époque, hémoptysie assez abondante, se continuant pendant une quinzaine. En même temps s'installent une toux et une expectoration incessantes, et il se produit un amaigrissement très marqué. Cet état dure deux mois environ, puis les symptômes disparaissent, et le malade fait encore un an de service militaire. Excellent état général jusqu'en octobre 1900. A cette époque, nouvelle hémoptysie précédée d'amaigrissement, sans autres symptômes. La toux et l'expectoration apparaissent peu après. L'état général s'améliore rapidement ensuite. Nouvelle hémoptysie en juillet. La toux et l'expectoration persistent depuis lors.

A l'entrée : 12 février 1901. L'état général est bon, sans symptômes d'anémie. La toux et l'expectoration sont modérées. Les fonctions digestives sont satisfaisantes, l'appétit médiocre. Pas d'essoufflement, pas de sueurs nocturnes : T. 37°1. Pouls : 76. Les urines ne contiennent pas d'albumine.

A la percussion, à droite, en arrière matité, en avant submatité ; à gauche, légère élévation de la tonalité. Auscultation : à droite en avant, respiration saccadée au-dessus et au-dessous de la clavicule, sans bruits anormaux. En arrière, respiration très faible, à timbre grave dans la fosse susépineuse. Dans la fosse sous-épineuse, obscurité moins accusée ; au niveau de la pointe de l'omoplate, respiration rude à laquelle viennent se mêler quelques craquements.

A gauche, en avant, respiration obscure sans bruits anormaux. En arrière, toujours de l'obscurité respiratoire, et expiration soufflante au niveau de la colonne vertébrale. A la base, du côté de l'aisselle, quelques râles fins inconstants.

Les vibrations sont augmentées à droite, diminuées à gauche.

Rien au cœur. L'examen bactériologique est négatif.

26 février. — Depuis l'entrée, plusieurs hémoptysies se sont produites, toutes modérés d'ailleurs, sans élévation de la température. Le malade est mis au repos absolu.

A gauche pas de bruits anormaux.

A droite les signes d'auscultation sont stationnaires.

4 mars. — Les hémoptysies avaient disparu depuis le dernier examen. A la suite d'un effort un peu brusque, le malade a un

nouveau crachement de sang, mais abondant cette fois, sans élévation de la température. A l'auscultation, dans les fosses sus- et sous-épineuses, petits foyers de râles très fins ou craquements.

8 mars. — Pas de modifications à l'auscultation. L'état général est très bon. Il n'y a pas eu de nouvelle hémoptysie. Pour éviter le retour de ces accidents, on conseille au malade l'immobilité complète.

23 octobre. — L'état général est bon. L'appétit et les fonctions digestives sont normaux. Pas de toux, expectoration à peine marquée. Température régulière.

A droite : Rétraction thoracique, en avant ; emphysème ; en arrière, respiration obscure, sans bruits anormaux.

A gauche, en avant, respiration emphysémateuse. En arrière, pas d'autres bruits anormaux que les râles très fins signalés à la base.

23 avril. — Les hémoptysies ne se sont pas reproduites. La température est régulière. L'état général est très bon. Le malade est autorisé à faire un exercice modéré.

Pas de modifications dans les signes stéthoscopiques.

21 mai. — Toux et expectoration très rares. Rien à signaler au point de vue de l'état général ou de la température.

A droite : pas de bruits anormaux. La respiration est un peu obscure, et présente un timbre net d'emphysème.

A gauche les modifications respiratoires subsistent, mais les bruits anormaux signalés à la base ont totalement disparu.

3 juin. — L'expectoration, examinée au départ, ne contient pas de bacilles de Koch.

Nous poserons donc, comme conclusions : par son action sur la fièvre, la digestion, la nutrition et la circulation, le repos est un agent thérapeutique puissant dans le traitement de la tuberculose pulmonaire.

2° **L'alimentation.** — « Le budget organique du tuberculeux, dit Sabourin, doit toujours être en excédent de recettes. » De là découle une double indication : augmenter les apports (suralimentation) et diminuer les pertes (cure de repos).

Que doit être l'alimentation du tuberculeux ? doit-on, de parti pris, suralimenter tous les malades, quelles que soient leurs lésions, quel que soit l'état de leurs fonctions digestives ? Une réponse négative s'impose, de toute évidence, à cette question. Le tube digestif du tuberculeux doit être, avant tout, respecté. L'essentiel, pour le malade, n'est pas tant de faire de la suralimentation que de la surassimilation. Il importe peu de fournir au malade une quantité considérable d'aliments, si son tube digestif est incapable de les digérer ; il est dangereux d'obliger un organisme, déjà affaibli du fait même de la maladie, à éliminer une quantité énorme de produits toxiques qui viendraient ajouter leurs effets pernicieux à ceux déjà causés par l'invasion bacillaire. L'alimentation du tuberculeux doit découler des indications fournies par l'état du malade lui-même, et la suralimentation doit être dosée comme un véritable agent thérapeutique susceptible, suivant les doses auxquelles il est employé, de produire les plus heureux résultats ou les pires accidents. Le but du sanatorium n'est donc pas, comme on l'a prétendu, de faire un véritable engraissement, et le temps n'est plus où on excitait les malades à faire entre eux un concours de gavage. Le tuberculeux doit manger largement à sa faim, sans exagération comme sans parcimonie ; le but auquel il doit arriver est le fonctionnement normal et régulier de son tube digestif et de sa nutrition. Il doit se mettre en mesure de réparer, au fur et à mesure qu'elles se produisent, les pertes incessantes de l'organisme ; c'est à cette seule condition que la suralimentation pourra se traduire par des résultats heureux.

Au reste, le mode d'alimentation au sanatorium est la meilleure preuve de ce que nous avançons. On n'y fait pas, comme bien des gens se l'imaginent encore, quantité de repas, tous plus substantiels les uns que les autres : deux repas principaux qui, eux, doivent apporter à l'organisme la ration physiologique d'aliments qui lui est nécessaire, puis, trois fois par jour, le matin au lever, à 10 et à 4 heures, de petits repas destinés à venir compléter ou augmenter, suivant les cas, cette ration physiologique alimentaire. Hâtons-nous de dire, d'ailleurs, que par la nature même de l'aliment qui les compose, le lait, ils sont capables d'apporter à l'organisme un excédent de recettes sans cependant fatiguer l'estomac. En outre, pour les malades chez lesquels une indication précise de suralimentation plus active se pose, ces repas seront choisis pour cette suralimentation proprement dite. C'est à ces repas qu'il faudra donner les diverses préparations destinées à augmenter l'apport de matières nutritives : l'estomac, déchargé de son travail de digestion déjà terminé, pourra mieux les préparer et l'assimilation en sera plus complète.

Nous donnerons, à la fin de ce chapitre, quelques menus pour fixer les idées sur la nature même de l'alimentation. Nous envisagerons, actuellement, les divers aliments, naturels et artificiels qui viennent contribuer à la surassimilation.

En première place se présente le lait, non pas que sa consommation soit aussi considérable que certaines exagérations tendraient à le faire croire, mais parce qu'il constitue le fond même des repas du matin, de 10 heures et de 4 heures. Par sa valeur nutritive, par son habituelle facilité de digestion, le lait apportera un appoint précieux à l'alimentation du tuberculeux. Mais ce sera là son seul rôle, car nous dirons avec Dettweiller: « Dans les conditions ordinaires, le lait ne devra pas être considéré comme l'aliment principal ; c'est le sou d'épargne que l'on amasse en quelque sorte en cachette, un hors-d'œuvre, une boisson prise quand on est rassasié de mets solides ; enfin, c'est lui qui apporte l'excédent ». Et d'ailleurs, il serait plus nuisible qu'utile de forcer les malades à ingérer de grandes quantités de lait, car le dégoût est vite arrivé, et notre expérience personnelle nous a montré l'utilité de masquer, au bout d'un certain temps même les faibles doses de lait par des boissons aromatiques, telles que le thé ou le café.

Néanmoins le lait n'en conserve pas moins sa valeur d'aliment dans les cas où la diète liquide s'imposant (fièvre, hémoptysie), on se voit cependant obligé de lutter contre le travail de désassimilation de l'organisme.

Nous n'insisterons pas sur la valeur alimentaire des corps gras et sur la place qu'ils doivent tenir dans l'alimentation des tuberculeux. Le beurre sera donné aussi fréquemment qu'il sera possible : l'huile de foie de morue devra être prescrite à dose suffisante chaque fois qu'il n'y aura pas d'intolérance stomacale.

Quant aux médicaments d'épargne, tels que le fer, l'arsenic et les phosphates, ils ont leurs indications spéciales qui seront exposées au chapitre de thérapeutique.

Tel est, en résumé le mode de suralimentation ordinairement prescrit aux malades du sanatorium. Dans les cas spéciaux où une altération plus profonde de l'état général indique, et où les fonctions digestives permettent une suralimentation plus effective, d'autres aliments se présentent qui, sous un faible volume, offrent une valeur nutritive considérable et une facilité de digestion parfaite.

Les œufs interviennent alors pour une large part dans l'alimentation des malades. Au nombre de deux, quatre ou plus par jour, pris en deux ou trois fois aux repas du matin, de 10 heures ou 4 heures, ils fournissent un appoint considérable au régime alimentaire. Ils sont généralement bien supportés, et le mode le plus habituel d'ingestion est l'état naturel.

Les œufs sont absorbés crus ou battus dans du lait, et nous n'avons eu que de bien rares cas d'intolérance. Ils peuvent, dans ce cas, être présentés sous forme de crêmes ou de gâteaux associés ou non à des substances alimentaires telles que la semoule ou le riz. Enfin, les œufs et toutes les préparations dont nous allons parler (sauf la viande crue) trouvent encore leurs indications dans les cas où la diète liquide est prescrite.

La viande crue pulpée, employée aujourd'hui, par tous les praticiens, dans le traitement de la tuberculose pulmonaire, nous a toujours donné de bons résultats. Nous ne pouvons entrer dans le détail de sa préparation, d'ailleurs bien connue. Nous insisterons davantage sur sa valeur nutritive, sur la facilité de sa digestion, et signalerons l'action antitoxique attribuée au plasma musculaire. Quantité de méthodes ont été préconisées pour lutter contre le dégoût qu'occasionne la viande crue aux malades. A quelques rares exceptions près, nos malades, sur les conseils de l'un d'entre eux, l'ont toujours prise, mêlée à leur potage, déclarant que ce mélange constitue un aliment excellent.

Nous citerons encore toutes les poudres de viande qui, sous un petit volume, représentent une quantité considérable de principes nutritifs, et ferons une mention toute spéciale de la Somatose qui, nombre de fois, nous a donné des résultats très appréciables.

Nous avons gardé, pour terminer l'étude de ces différents facteurs de la suralimentation, la question de l'alcool. Tour à tour préconisé comme aliment et comme remède, il est encore employé, au titre d'aliment, dans la majeure partie des sanatoriums suisses et allemands. Il nous faut donc nous demander si l'alcool est utile aux tuberculeux. Nous ne le croyons pas, tout au moins au titre d'aliment. Que ce soit là un aliment d'épargne, précieux dans des cas bien déterminés, nous ne pouvons le nier. Mais les inconvénients qu'il présente nous paraissent plus grands que ses avantages. Non seulement le danger de l'abus est toujours à redouter (surtout dans la classe à laquelle appartiennent la majeure partie de de nos malades), mais encore, son introduction dans l'estomac des tuberculeux, souvent bien délicat, est susceptible de provoquer des phénomènes gastriques pénibles et nuisibles à une bonne digestion. En outre il est bien prouvé, par des études récentes, que l'excitation momentanée produite par l'alcool est toute extérieure, et que, même dilué, son action se traduit par une diminution, ou plutôt un retard de l'activité volontaire. Ses qualités alimentaires et aromatiques pourront toutefois être utilisées dans la préparation de certains aliments qui seront ainsi plus facilement absorbés dans des cas d'anorexie absolue.

Nous n'avons en vue, dans toutes ces considérations, que l'alcool en tant que liqueurs, et non pas les boissons alcooliques (vin ou bière), qui sont données sans inconvénients, à dose modérée, aux tuberculeux.

Quant à son action comme remède, elle est loin d'être démontrée. L'alcool, d'après certains auteurs, jouirait de propriétés sclérosantes. Cette affirmation est bien diffile à vérifier. Nous n'avons aucune expérience personnelle à cet égard, mais sachant combien les abus sont faciles, et combien l'alcoolisme modifie le pronostic de la tuberculose, nous réserverons l'emploi de ce remède pour l'époque où ses propriétés auront été bien établies par des faits irréfutables. Nous ne l'avons employé que dans les cas où nous voulions relever l'organisme par une excitation rapide et énergique : cet emploie rentre dans le cadre de la thérapeutique banale.

Conduite d'après les principes que nous venons d'indiquer, la suralimentation donne d'excellents résultats qui se traduisent par une augmentation de poids du malade. Cette augmentation porte, surtout, sur le système musculaire dans la combinaison du traitement hygiéno-diététique à la cure d'altitude. Nous verrons à l'étude spéciale de ce facteur, comment s'explique cet accroissement des masses musculaires. Ce n'est donc pas, comme on le croit généralement, exclusivement par l'augmentation du tissu adipeux que se traduisent les effets de la suralimentation. Un semblable résultat serait de peu de valeur, car nous savons que le tissu adhérent est un tissu de réserve, de faible valeur vitale et qui disparaît par combustion, alors que l'augmentation des masses musculaires, au contraire, est un fait important, mettant l'organisme dans les meilleures conditions de résistance. Nous rappellerons, bien que nous l'ayons déjà dit, mais nous croyons utile de bien insister sur ce point, que l'augmentation de poids n'est pas synonyme de guérison, mais qu'elle n'est que le prélude de la manifestation objective d'un organisme luttant avec succès contre l'envahissement bacillaire, et coïncidant, le plus souvent, avec un arrêt dans l'évolution des lésions. Nous répéterons enfin que cette augmentation de poids peut s'obtenir, momentanément tout au moins dans toutes les formes de la tuberculose, et que sa non-existence peut être liée à des causes diverses déjà étudiées : Troubles gastro-intestinaux ou lésions évolutives.

Les conséquences de cette augmentation de poids sont données par leur cause même : elle se traduit par une modification heureuse de l'état général, une augmentation des forces de résistance et un accomplissement plus normal de toutes les fonctions organiques.

Nous allons donner ci-dessous quelques-uns des plus beaux résultats que nous ayons obtenus par cette suralimentation méthodique. Nous laissons de côté les plus-value au-dessous de 10 kilogrammes, par trop fréquentes et ne prenons que quelques maximums. Nous ferons suivre ces listes de poids des menus de deux semaines (hiver et été) pris au hasard dans le registre des menus, et nous croirons avoir répondu, sans entrer dans de plus longues discussions, aux critiques qui ont été faites lors d'une thèse récente, au régime alimentaire du sanatorium d'Hauteville. Nous insisterons sur ce point que, les catégories sociales auxquelles appartiennent nos malades, sont des plus diverses, et que bourgeois et indigents semblent s'être entendus à plaisir pour nous fournir une réfutation péremptoire, à l'aide de faits, des critiques trop facilement admises sans examen.

MENUS DU 30 JUIN AU 6 JUILLET 1900.

Dimanche.

Matin.	Soir.
Consommé pâtes d'Italie.	Potage purée croûtons.
Pieds de veau à l'huile.	Petits pois au lard.
Pommes nouvelles.	Longe de veau rôtie.
Rosbif rôti.	Palmers et confiture.
Salade.	
Gruyère et cerises.	

Lundi.

Matin.	Soir.
Consommé au pain.	Potage de ménage.
Gras double grillé persillade.	Nouillettes à l'italienne.
Pommes de terre au lard.	Cuissot de veau rôti.
Côtes de bœuf rôties.	Pruneaux.
Fromage et cerises.	

Mardi.

Matin.	Soir.
Potage Sagou.	Potage purée Saint-Germain.
Petits pâtés de volaille à la gelée.	Pommes nouvelles au beurre.
Haricots verts.	Gigot rôti cresson.
Rosbif rôti.	Riz Condé.
Salade.	Fruits.
Fromage et poires.	

Mercredi.

Matin.	Soir.
Consommé au pain.	Potage paysanne.
Omelette au fromage.	Epinards à la crême.
Pot-au-feu.	Veau rôti.
Blettes napolitaine.	Figues et gâteaux secs.
Gruyère et cerises.	

Jeudi.

Matin.	Soir.
Consommé tapioca.	Potage purée de fèves.
Foie de veau.	Pommes frites.
Haricots verts.	Cuisse de bœuf rôtie.
Veau sauté chasseur.	Confiture.
Fromages et fruits.	

Vendredi.

Matin.	Soir.
Consommé au pain.	Potage de ménage.
Œufs à l'aurore.	Pommes de terre sautées.
Navarin printanier.	Bœuf en daube.
Blettes à la crême.	Cerises.
Fromage et groseilles.	

Samedi.

Matin.	Soir.
Consommé semoule.	Potage.
Tomates farcies.	Macaroni au gratin.
Gigot rôti.	Côtes de bœuf rôties.
Salade de pommes de terre.	Suprêmes Pernod et palmers.
Gruyère et fruits.	

MENUS DU 30 DÉCEMBRE 1900 AU 5 JANVIER 1901

Lundi.

Matin.	Soir.
Consommé au pain.	Potage de ménage.
Choucroûte petit salé.	Pommes paysanne.
Veau en civet.	Gigot rôti.
Nouillettes napolitaine.	Figues.
Gruyère et pommes.	

Mardi.

Matin.	Soir.
Consommé pâtes d'Italie.	Potage.
Sardines et beurre.	Riz au fromage.
Pommes en purée.	Quartiers de mouton rôti.
Bœuf braisé.	Confiture.
Fromage et fruits.	

Mercredi 1er janvier.

Matin.	Soir.
Potage parfait.	Potage purée Parmentier.
Quenelles financière.	Haricots blancs à la crême.
Filet de bœuf jardinière.	Veau rôti.
Champignon à la crême.	Confiture et palmers.
Alouettes rôties. Poulet 1898.	
Salade.	
Saint-Honoré.	
Poires. Café.	

Jeudi.

Matin.	Soir.
Consommé au pain	Potage poireaux.
Saucisson chaud.	Macaroni au gratin.
Pot-au-feu.	Rosbif rôti.
Pommes en salade.	Marrons grillés.
Gruyère et fruits.	

Matin.	Soir.

Vendredi.

Matin	Soir
Consommé à l'orge.	Potage paysanne.
Poisson.	Purée de pois cassés.
Riz à l'italienne.	Veau rôti.
Cuisse de bœuf rôtie.	Dessert.
Fromage et fruits.	

Samedi.

Matin	Soir
Consommé au pain.	Potage de ménage.
Choux farcis.	Pommes en gratin.
Lentilles au jus.	Gigot.
Bœuf rôti.	Dessert.
Fromage et dessert.	

Dimanche.

Matin	Soir
Consommé vermicelle.	Potage riz purée.
Poulet gros sel.	Pommes frites.
Oseille aux croûtons.	Veau rôti.
Rosbif rôti. Pontet vieux 1898.	Gâteaux secs et confiture.
Salade.	
Gâteau des Rois.	
Dessert et café.	

Courbes de poids

B..., François, vingt-huit ans. Valet de chambre (349).
Sclérose bilatérale plus accusée à gauche.
Entré le 29 juillet 1901. Poids : 56,375.
Sorti le 24 novembre 1901. Poids : 72,125 = + 15 kg. 750.

B..., François, trente-six ans. Officier (194).
Fibro-caséeuse droite. Sclérose gauche.
Entré le 12 février 1901. Poids : 72,750.
Sorti le 3 juillet 1901. Poids : 86,075 = + 13 kg. 325.

D..., Florentin, dix-huit ans. Jardinier (60).
Induration des deux sommets, plus accusée à gauche.
Entré le 2 novembre 1900. Poids : 62,550.
Sorti le 30 janvier 1901. Poids : 72,975 = + 10 kg. 425.

G..., Gabrielle, vingt-trois ans. Sans profession (106).
Forme fibreuse à droite, fibro-caséeuse et caverne à gauche.
Entrée le 5 septembre 1900. Poids : 33,760.
Sortie le 31 mars 1901. Poids : 44 = + 10 kg. 240

J..., Aimé, trente-huit ans. Sellier (16).
Forme fibreuse.
Entré le 3 septembre 1900. Poids : 62,300.
Sorti le 2 décembre 1900. Poids : 73,025 = + 10 kg. 725.

R..., Pierre, quarante-huit ans. Employé de commerce (139).
Sclérose interstitielle.
Entré le 25 janvier 1901. Poids : 59,750.
Sorti le 25 avril 1901. Poids : 72,400 = + 12 kg. 650.

R..., Claude, trente ans. Valet de chambre (141).
Forme fibreuse.
Entré le 5 novembre 1900. Poids : 61,650.
Sorti le 28 avril 1901. Poids : 76,800 = + 15 kg. 150.

B..., Jean-Baptiste, trente-deux ans. Typographe (367).
Sclérose interstitielle gauche. Léger emphysème à gauche.
Entré le 20 septembre 1901. Poids : 64,950.
Sorti le 19 décembre 1901. Poids : 75,700 = + 10 kg. 750.

B..., Pierre, trente-quatre ans. Instituteur (363).
Sclérose interstitielle légère à point de départ pleural. Frottements à gauche.
Entré le 18 septembre 1901. Poids : 58,100.
Sorti le 14 décembre 1901. Poids : 68,250 = + 10 kg. 150.

C..., Claude, trente et un ans. Employé de commerce (33).

Granulie discrète du lobe supérieur droit. Poussée récente, localisée, à gauche.

Entré le 1er septembre 1900. Poids : 73,490.

Sorti le 29 décembre 1900. Poids : 90,175 = + 16 kg.685.

M..., Césarine, dix-sept ans et demi. Sans profession (88).

Forme fibro-caséeuse bilatérale.

Entrée le 10 septembre 1900. Poids : 64,650.

Sortie le 8 mars 1901. Poids : 75, 700 = + 11 kg. 050.

R.... Auguste, dix-neuf ans. Pâtissier (35).

Entré le 29 août 1900. Poids : 62,690.

Sorti le 31 décembre 1900. Poids : 79 = + 16 kg. 310.

S..., Aimé, vingt-deux ans. Traceur (IX-182).

Bronchite chronique. Emphysème.

Entré le 19 mars 1901. Poids : 54,500.

Sorti le 18 juin 1901. Poids : 67,475 = + 12 kg. 975.

Nous arrêterons là ces citations, et poserons les conclusions suivantes : L'alimentation est, chez le tuberculeux, un agent thérapeutique important. Sous l'influence de la surnutrition, qui doit être le seul but cherché, une augmentation de poids se produit qui, non seulement amène une modification de l'état général et une reprise des forces, mais encore, et surtout, met l'organisme en état de lutter plus victorieusement contre l'envahissement bacillaire

3° **L'aération.** — Nous empruntons au livre de Bennett, *Traitement de la phtisie pulmonaire*, les lignes suivantes : « Théoriquement, la valeur de l'air pur est acceptée par les médecins de tous les pays ; pratiquement, elle est presque constamment négligée En effet, on dort dans une atmosphère tellement viciée par la respiration, par les produits sécrétoires déversés dans l'atmosphère, que le sang en est empoisonné. Quand les poumons malades demandent l'air le plus pur, on ferme portes et fenêtres sous prétexte de refroidissement. Les malades suffoquent et, pour les soulager, on leur donne de l'opium au lieu de leur ouvrir les fenêtres. » Ces lignes montrent, en leur concision même, toute l'importance de l'aération.

Comment doit être pratiquée la cure d'air? Les avis, à ce sujet, sont absolument concordants : la cure d'air doit être continuelle, et faite jour et nuit. Nous avons exposé déjà, au paragraphe précédent, comment était appliqué ce moyen de traitement au sanatorium d'Hauteville et que la cure de chaise longue est non seulement une cure de repos, mais encore une cure d'air continuelle.

Pendant la nuit, l'aération doit être aussi complète que pendant le jour. Elle se réalisera, pratiquement, soit par l'adaptation d'impostes au sommet des fenêtres, soit par l'ouverture des fenêtres elles-mêmes. Ces deux systèmes peuvent être combinés avec des prises d'air situées au sommet de chaque chambre. Cette aération nocturne, contrairement à ce que peuvent en penser certains esprits timorés, n'offre aucune espèce d'inconvénient. Il est d'usage, dans la clientèle privée, de faire subir aux malades une sorte d'entraînement, en augmentant chaque jour progressivement l'ouverture des fenêtres. Encore que cette pratique ne puisse pas être critiquée, nous ne la croyons pas absolument indispensable, car nous avons été surpris de voir avec quelle facilité nos malades supportaient l'aération intensive à laquelle ils sont soumis dès leur arrivée. Il suffit, en effet, à notre avis, pour éviter tout accident, que les malades couchés ne reçoivent pas directement un courant d'air froid, et qu'ils soient suffisamment couverts pour éviter les refroidissements brusques.

Il va de soi que, dans cette application de la cure d'air nocturne, les données hygiéniques doivent intervenir, et que les chambres doivent être suffisamment vastes pour que l'air, souillé par les produits excrétoires, puisse être facilement renouvelé. Turban estime que 30 mètres cubes par malade sont suffisants. Au sanatorium d'Hauteville les choses ont été faites plus largement puisque, quel que soit le nombre des lits disposés dans les chambres, chaque malade a un minimum de 35 à 40 mètres cubes d'air constamment renouvelé.

Pendant le jour, la cure d'air peut être continuée par tous les temps. Les malades manifestent, en général, une grande crainte de faire leur cure d'air par des temps humides : nous n'avons jamais remarqué de complications pouvant être attribuées à la cure d'air faite un jour de brouillard. A peine les malades accusent-ils une sensation de froid plus intense. Plus importante est croyons-nous, l'importance du vent, du vent du midi tout au moins, et peut-être est-il bon de suspendre la cure pendant les journées de vent violent. Quelques malades, enfin, redoutent le repos horizontal à l'air libre par les froids excessifs. Nous verrons, d'autre part, au chapitre de climatologie, que, par suite de la sécheresse de l'air, le froid est moins vivement ressenti à l'altitude et que, d'autre part, le froid est, par lui-même, un agent thérapeutique de tout premier ordre. Nous ne croyons donc pas, sauf les quelques exceptions que nous avons signalées, que la cure d'air, faite à toutes les saisons et par tous les temps, le jour comme la nuit, puisse offrir des inconvénients sérieux.

Au reste, M. le Dr Derecq a fait, cette année même, une enquête à ce sujet, dont les résultats ont été publiés par lui dans la *Tuberculose infantile.* L'avis de tous les spécialistes auxquels il s'est adressé a été unanime : la cure d'air n'offre que des avantages. Quelques-uns ont soulevé les objections que nous avons déjà faites ci-dessus, et, enfin, la seule contre-indication pathologique qui ait été signalée, est la présence d'affections rhumatismales. Nous avons eu, au sanatorium d'Hauteville, de nombreux malades ayant, autrefois, présenté des manifestations articulaires ; nous n'avons noté chez aucun d'eux un réveil du syndrome rhumatismal pouvant être attribué à la cure d'air faite dans un air sec.

Il ne nous reste plus, maintenant, qu'à voir quels sont les symptômes de la tuberculose qui sont le plus heureusement influencés par l'aération.

La première impression ressentie par les malades est une sensation de bien-être. En même temps que la respiration se fait mieux, elle devient plus ample, plus profonde. Nous verrons plus loin quelle part il faut attribuer à l'altitude, au froid et à la lumière, dans cette sensation eupnéique.

Tous les facteurs que nous venons de signaler concourent aussi à amener la défervescence ; la reprise de l'appétit reconnaît aussi, parmi ses causes, l'aération, et nous avons vu comment on pouvait expliquer ce phénomène. En même temps, le sommeil devient plus régulier, les sueurs nocturnes disparaissent, et nous savons déjà que la toux et l'expectoration peuvent devenir absolument nulles, sous l'influence d'un air pur, véritable pansement aseptique venant s'appliquer sur la plaie pulmonaire. Et les effets de l'aération sont si précieux aux malades qu'il leur est impossible de se déshabituer, même au cours de l'hiver, de vivre jour et nuit dans un air pur et constamment renouvelé.

L'influence de l'aération sur les grands symptômes de la tuberculose est donc considérable, et ce sera un des titres de gloire de Jaccoud que de l'avoir préconisée en France.

Nous croyons pouvoir rattacher ici l'application des diverses règles de l'hygiène dans la tuberculose pulmonaire. Nous ne voulons pas refaire l'histoire de la prophylaxie de la tuberculose, mais nous pouvons dire, sans sortir de notre sujet, que la stricte observation des prescriptions hygiéniques est une condition essentielle de la guérison. Les malades, en voie d'amélioration, ne seront plus soumis à une réinfection toujours possible dans les milieux contaminés, réinfection d'autant plus grave que le bacille trouverait, dans un poumon incomplètement cicatrisé, dans un état général souvent encore médiocre, les meilleures conditions d'un développement rapide. La critique faite aux sanatoriums d'être de véritables léproseries, n'est nullement justifiée. Nous avons vu faire nous-même des recherches sur la teneur en bacilles des poussières provenant des divers locaux du sanatorium : le résultat, qui sera l'objet d'un travail spécial, a été négatif.

Nous n'insisterons que peu, également, sur les pratiques hygiéniques et stimulantes, telles que les frictions sèches ou alcooliques, la balnéation et les douches, pratiquées dans les sanatoriums. Ce sont là des agents thérapeutiques dont la valeur est aujourd'hui connue de tous, et qui servent non seulement à rétablir le bon fonctionnement de la circulation superficielle, mais encore et surtout à assurer le libre jeu de la respiration cutanée et de l'évaporation.

II. **Climatologie.**

A la trilogie hygiéno diététique, dont nous venons d'étudier les effets, vient s'ajouter un dernier facteur, l'altitude, qui vient combiner son action propre à celle du repos, de l'aération et de la suralimentation.

Nous ne pouvons songer à produire, dans notre travail, une étude complète de cet agent thérapeutique pourtant si important. Nous nous contenterons d'examiner l'action spéciale sur l'organisme des différents éléments qui constituent le climat de montagne, et de dégager les effets thérapeutiques résultant de chacun de ces éléments.

Ce chapitre ne sera d'ailleurs, à peu de chose près, que le résumé du travail de M. le Dr Dumarest. « Valeur hygiénique et thérapeutique des climats d'altitude » paru dans le *Lyon Médical*, 1896.

Sans vouloir faire l'historique complet de la question, nous dirons cependant que l'influence des climats de montagne est loin d'être une idée appartenant en propre aux temps modernes. Pline l'Ancien, Hippocrate, Galien vantent déjà les effets bienfaisants de l'altitude ; Avicenne, Paracelse et van Helmont s'inspirent de ces idées, et recherchant les climats propices, recommandent l'île de Crête. Au XVIIe siècle, Baglivi, van Swieten, Bœrhave, préconisent formellement l'altitude. Enfi, au XVIIIe siècle, Hufeland et Schönlein remarquent l'immunité à l'égard de la phtisie des montagnards, et Broussais, Andral et Louis posent l'axiome suivant : « Tout pays où la phtisie ne règne pas est bon pour les phtisiques. » Jourdanet, Boudin, Schmidt, Tschudi contribuent par leurs observations à accréditer la théorie de l'immunité phtisique, et, enfin. Brehmer pose l'indication du traitement de la phtisie par le climat d'altitude.

Depuis lors, nombreux sont les auteurs ayant apporté la contribution de leurs études scientifiques à la question de l'altitude, parmi lesquels H. Weber, Frœnkel, à l'étranger, et en France, Hirtz, Leroy de Méricourt, P. Bert Lortet et Lombard.

Après la vogue dont jouit pendant un certain temps la théorie de l'immunité, une réaction se fit. Il ne fut pas difficile de démontrer que l'immunité apparente résultait plutôt du chiffre de la population que de l'altitude. La question entre alors dans une autre voie, l'influence de l'altitude n'est plus expliquée par l'immunité, mais bien par un ensemble d'influences physiologiques résultant du climat de montagne. A l'appui de ces théories viennent les travaux de P. Bert, Duclaux, Hayem, Hénocque, Hérard, Cornil, Hanot, Jacoby, Jaccoud, Jourdanet, Lauth, Radovici, Regnard,

Véraguth, Viault, et tant d'autres, dont la liste serait trop longue à fournir ici.

Qu'est-ce donc qu'un climat de montagne ? Il semble difficile d'en donner une définition exacte, parce que ses facteurs sont complexes. Lindsay dit, en effet : « Le climat des montagnes n'est susceptible d'aucune définition précise, ses caractères variant avec l'altitude et la latitude, et surtout avec l'orientation des lieux qui commande l'orientation des courants atmosphériques, et la plupart des phénomènes météorologiques. » Les effets physiologiques ne fournissant pas de données plus pré-précises, à cause de leur extrême variabilité individuelle, nous sommes réduit à partir d'une pétition de principes et à dire : le climat de montagne est celui qui présente, jointe à une certaine dépression barométrique, variable suivant les cas, l'ensemble des conditions telluriques et météorologiques que nous allons décrire (Dumarest).

Or, l'expérience a montré que, sous notre latitude, les différents facteurs qui constituent le climat de montagne se rencontrent à partir de 800 mètres. C'est dire, immédiatement que, à partir de cette altitude, si la configuration des lieux n'y fait pas obstacle, on pourra obtenir les effets physiologiques produits par les climats d'altitude. La restriction que nous venons de faire, « si la configuration des lieux n'y fait pas obstacle » est, en effet, de la plus haute importance. Il est bien reconnu que des différences considérables existent entre le climat des vallées et celui des plateaux tant au point de vue de la température que de l'humidité atmosphérique et du vent. A altitude égale, le climat des plateaux offre plus de salubrité, et, à un plus haut degré, les caractères climatériques propres à la montagne, d'où la nécessité, pour le point spécial qui nous occupe, de construire de préférence les sanatoriums sur les plateaux dénudés qui, à une altitude moins grande, offrent tous les avantages du climat de montagne.

Il nous faut, maintenant, étudier les éléments constitutifs du climat de montagne. Mais, ce n'est qu'artificiellement qu'il est possible de dissocier ces différents éléments, car, comme l'a dit Reveillé-Parise : « le climat n'est pas seulement le chaud et le froid, c'est un être collectif qui se compose de la température, la lumière, l'électricité, la sécheresse, l'humidité, les mouvements de l'air, etc., c'est l'ensemble des influences exercées par l'air, le sol et l'eau, sur la vie des êtres organisés ». Nous étudierons donc séparément tous ces facteurs, en nous rappelant que leurs actions se combinent pour produire des effets physiologiques spéciaux.

1° **Altitude.** — Toutes les manifestations des effets produits par l'altitude reconnaissent comme cause la dépression barométrique égale à 8 millimètres par 100 mètres d'élévation verticale, et la stabilité de la pression atmosphérique.

Nous rappellerons qu'à l'état pathologique, la dépression atmosphérique cause le mal des montagnes et l'anoxyhémie. A l'état psychologique, elle exerce son action d'une façon prépondérante sur la respiration et la circulation, et sa valeur thérapeutique réside dans l'effort d'adaptation imposé à l'économie par les conditions de milieu. En effet, l'organisme résiste à l'anoxyhémie en accroissant sa capacité respiratoire et, pour cela, il met en œuvre deux sortes de moyens : d'une part, par l'accélération imprimée à la respiration et à la ciculation, il accroît les volumes d'air et de sang mis en présence; en second lieu, par l'exagération de la fonction hématopoiétique et l'hyperglobulie, il augmente l'aptitude du sang à fixer l'oxygène » (Dumarest).

Consécutivement à cette suractivité se produit un perfectionnement dont les principales caractéristiques sont une ventilation plus active et plus complète du poumon, avec augmentation consécutive du périmètre thoracique, une plus grande activité de la circulation périphérique qui décharge la petite circulation (phénomène essentiellement favorable aux états congestifs péri-tuberculeux et aux hémoptysies), une évaporation pulmonaire plus active, et une élimination plus considérable d'acide carbonique qui, d'après P. Bert, rendant disponibles les bases du sang, leur permettraient de neutraliser l'acide lactique provenant du fonctionnement des divers appareils, et occasionnerait de ce chef, une résistance plus grande à la fatigue.

En outre, l'accroissement de la fonction hématopoiétique et l'hyperglobulie provoquent la disparition des symptômes d'anémie. Et, quoiqu'il soit admis que l'augmentation des globules rouges du sang ne persiste pas lors du retour à la plaine, il n'en reste pas moins acquis que le sang peut récupérer à l'altitude sa constitution normale et la conserver après la disparition de la cause qui a présidé à cette modification.

En somme, nous pouvons résumer les actions de

l'altitude de la manière suivante : augmentation des globules rouges, de l'hémoglobine et de la quantité d'oxygène fixée par le sang; suractivité des échanges organiques, d'où augmentation de l'acide carbonique dans l'air expiré et accroissement de la force musculaire et de l'aptitude motrice; suractivité de la circulation cardio-pulmonaire, diminution de la charge sanguine des poumons ; accroissement permanent de l'expansion respiratoire et de l'évaporation pulmonaire, d'où une réfrigération proportionnelle des poumons et une tendance à la dessiccation. Toutes ces manifestations des effets physiologiques de l'altitude ont été bien synthétisés par Jaccoud qui en donne le tableau suivant : « Chez les malades soumis à l'action des altitudes, on observe une accélération temporaire des battements du cœur ; un puissant afflux sanguin a lieu à la périphérie, des pigmentations apparaissent sur la peau, de légères épistaxis se produisent. Mais, en même temps, les viscères tombent dans un état d'anémie relative, les fonctions cérébro-spinales sont plus actives et plus faciles, la puissance locomotrice est accrue, la respiration devient remarquablement aisée. On assiste à une véritable restauration de l'organisme. La respiration est plus fréquente au repos, elle est augmentée de trois à cinq inspirations par minute, mais elle est plus profonde et plus ample. Les régions paresseuses du poumon, autrement dit les régions supérieures, deviennent plus actives par suite de cette ampliation pulmonaire plus considérable. Sous l'influence de l'abaissement de la pression atmosphérique, il y a aussi augmentation des forces musculaires, d'où une gymnastique méthodique, inconsciente, mais régulière, et constante de l'appareil respiratoire, qui est maintenu sans fatigue au maximum de l'activité fonctionnelle. Les poumons restent dans un état d'anémie relative; la circulation y est plus facile, d'où l'absence d'hémoptysie presque constante des malades pendant leur séjour. »

2° **Du sol et de la végétation**. — Il nous suffira d'indiquer l'avantage des sols perméables, secs et en pente, sur les terrains humides et imperméables, et de dire que le degré hygrométrique de l'air peut se trouver modifié par suite de la plus où moins longue stagnation des eaux.

La végétation offre, à la fois des avantages et des inconvénients. Elle est constituée en majeure partie, à l'altitude, par des forêts de sapins. Ces forêts arrêtent ou modèrent les courants d'air trop violents, elles contribuent à assainir l'atmosphère et à augmenter la production d'ozone. Par leurs émanations résineuses, elles peuvent avoir une action sur les sécrétions bronchiques. Mais, elles contribuent à entretenir l'humidité de l'air, et peuvent gêner, dans leur voisinage immédiat, le rayonnement solaire.

Aussi est-il indispensable de choisir, pour la cure d'altitude, un lieu découvert et suffisamment éloigné des bois: les plateaux réalisent au premier titre ces conditions.

3° **De la température**. — La caractéristique des climats d'altitude est une moyenne thermique ambiante légèrement abaissée, une température hivernale froide, une température estivale très modérée. En outre, la température hivernale, à la montagne, offre une stabilité remarquable, due à l'absence de vent et de condensation de vapeur d'eau, au peu d'importance du rayonnement nocturne, et à la sérénité du ciel. »

Mais, malgré l'abaissement assez notable de la température, la sensation subjective de froid est peu accusée à la montagne. En effet, la sensation même de froid résulte bien plus de l'humidité et de la diathermanéité que de l'abaissement de la température. Or, à l'altitude, l'air est, en hiver, bien peu chargé de vapeur d'eau, En outre, « les rayons solaires directs, renforcés encore par ceux que la neige réfléchit sans les absorber, concentrent leur action sur les corps absorbants ; le corps humain en perçoit donc toute l'intensité, tandis que l'air ou le sol restent à o degré, ou au-dessous. La conséquence immédiate de ce fait est qu'on a beaucoup moins besoin de se vêtir à la montagne qu'en plaine.

Nous savons d'ailleurs, depuis les expériences de Tyndall, que, plus l'air renferme d'humidité, plus il absorbe de chaleur. S'il est saturé, il en absorbe dix-neuf fois plus que s'il est sec. Or, à la montagne, l'air est sec. Aussi les malades supportent-ils généralement bien des températures basses : ils perdent relativement peu de leur chaleur animale. Cette sécheresse est doublement bienfaisante, puisqu'elle permet aux poumons l'exhalaison d'une plus grande quantité de vapeur d'eau, et qu'elle met les malades à l'abri de l'influence nocive de l'humidité.

Nous voyons ainsi toute l'importance hygiénique du froid. Sa première manifestation est l'augmentation de l'appétit, fait bien admis depuis que Pflüger a montré que l'action périphérique du froid augmentait les actions vitales. C'est d'ailleurs, là encore, un phénomène de compensation : « à la menace du froid, l'organisme augmente la thermogénèse, et fait un appel de combustible d'une part, d'oxygène de l'autre. Une fois l'équilibre obtenu, la sensation de froid se transforme en sensation d'appétit. Comme corrolaire de ces deux actions, il y a une surproduction d'activité et d'énergie. En outre, « la peau, renforcée dans son rôle thermo-régulateur, ne se laisse plus influencer par les variations atmosphériques et, par contre-coup, le système nerveux central est tonifié ; le sommeil est réparateur ; la digestion et les échanges nutritifs se parachèvent, et l'organisme se trouve mieux armé contre les agents infectieux. »

Localement le froid agit comme sédatif sur la muqueuse bronchique et calme la toux. Il est admis, depuis les expérienees d'Heidenhain, que la température de l'air inspiré importe peu, pourvu qu'il soit sec.

En résumé, par les modifications physiologiques qu'il provoque, le froid sec est un agent thérapeutique puissant. Sous son influence on note une augmentation de l'appétit, une suractivité du système musculaire, un fonctionnement plus parfait des fonctions de la peau et des fonctions digestives et, enfin, une diminution de la toux par sédation de la muqueuse bronchique.

Il nous reste à nous demander si le froid a une action

sur le bacille de Koch ou sur sa virulence. Il est admis aujourd'hui que le froid ne tue pas le bacille de la tuberculose. Sa virulence peut, cependant, être diminuée, non seulement sous l'action du froid, mais encore sous l'influence d'autres facteurs que nous étudierons ultérieurement.

4 De la pureté de l'air. Sa composition. — Par l'importance qu'elle peut avoir au point de vue de la contagion, par sa teneur en germes pathogènes, ou au point de vue de certaines manifestations pathologiques telles que la toux, la pureté de l'air prend une importance considérable. En effet, comme l'a dit Bouchard, « si l'asepsie de l'air n'a qu'une valeur négative, sa neutralité n'en est pas moins précieuse. Il constitue, en effet, un milieu vital aussi et plus important que l'alimentation, et qui ne saurait, comme celle-ci, être modifié ou amélioré, car nous sommes obligés de le respirer. Les hommes, habitants des cités, se trouvent, de son fait, sous le coup d'une sorte d'infection chronique : tant que le poumon oppose aux germes une barrière épithéliale intacte, l'invasion lui est épargnée. Il en est autrement du jour où une brèche vient à se produire. Or, chez le tuberculeux, la brèche est ouverte, et il présente une plaie supurante. De même qu'un malade porteur d'une plaie infectée, il a besoin d'un pansement aseptique qui sera fourni par l'air.

Nous savons, depuis les recherches de Miquel, que, alors que l'air de la rue de Rivoli à Paris présente cinquante-cinq mille bactéries par décimètre cube, l'air du lac de Thoune (560m), n'en présente plus que huit, et qu'il est impossible d'en trouver à partir de 2.000 mètres. Les poussières organiques ou minérales sont également rares à l'altitude, par suite du peu de densité de la population et l'absence d'usines. Il est impossible, également, d'y rencontrer les ptomaïnes respiratoires que Brown Sequard et d'Arsonval ont signalées comme favorisant le développement du bacille tuberculeux.

Cette absence de souillures organiques ou inorganiques produit au malade une impression de bien-être respiratoire ; la respiration se fait mieux et plus facilement. La présence de l'ozone entre peut-être pour quelque chose dans cette sensation de bien-être, mais la pureté de l'air occupe certainement la première place. Enfin, la fréquence de la toux est diminuée par l'absence des poussières inorganiques qui jouent le rôle de corps irritants.

La pureté de l'air, à l'altitude, reconnaît différentes sources. Certes, le peu de densité de la population peut être mis en avant comme une raison acceptable, mais nous croyons qu'il faut attribuer cette action aux éléments climatériques eux-mêmes. Non pas que l'air soit, comme on l'a cru, bactéricide, mais les organismes inférieurs n'y trouvent pas cette humidité chaude qui est favorable à leur pullulation. Le froid, la sécheresse de l'air, l'insolation intense, la neige en hiver, l'ozone, les détruisent ou les mettent hors d'état de nuire en atténuant leur virulence et en s'opposant à leur reproduction (Dumarest).

Outre l'influence des facteurs que nous venons de

signaler sur la pureté de l'air, il faut noter encore celle des forêts qui agissent sur les courants porteurs de germes à la façon d'un filtre.

Quant à sa composition, l'air des altitudes diffère peu de celui des plaines. Il faut cependant y noter la présence de l'ozone dont les propriétés oxydantes et désinfectantes sont bien connues. Lagrange le considère comme un excitant du réflexe respiratoire et lui attribue le principal rôle dans la sensation eupnéique procurée par l'altitude : « Il donne, dit-il, l'appétit de l'air ; c'est le condiment de la respiration. »

5° De l'humidité de l'air. De la neige. — Les caractères de pureté et d'ozonisation que nous venons de signaler comme propres à l'air des altitudes se retrouvent également dans l'air marin. Ce dernier diffère toutefois par son état hygrométrique.

Nous savons que le pouvoir hygrométrique de l'air est en raison inverse de sa température. L'air des altitudes, plus froid, nous l'avons vu, que celui des plaines, est donc moins riche en vapeur d'eau. De cette sécheresse, de la pureté de l'air résultent la grande transparence de l'atmosphère, l'éclat du ciel, l'intensité de la radiation solaire et la rapidité des évaporations.

Nous avons vu l'importance de cette donnée au point de vue de la diminution de l'expectoration. Notons encore son influence sur la disparition des sueurs. » Du refroidissement périphérique qui en résulte dépend l'incitation au travail musculaire et l'augmentation de la thermogénèse, et, par suite, de l'activité des échanges. L'air sec, a, de plus, sur la peau, une action stimulante qui, transmise par l'intermédiaire des nerfs sensitifs jusqu'aux centres du réflexe respiratoire, contribue à faciliter la respiration et l'hématose » (Dumarest).

Enfin, au point de vue climatérique, la sécheresse de l'atmosphère est d'une grande importance. Les statistiques ont montré, en particulier, que la mortalité par tuberculose était plus élevée dans les régions humides. Nous savons, d'autre part, que l'air des altitudes atteint son maximum de sécheresse en hiver, non seulement par suite de l'évaporation plus rapide, mais encore par la condensation de l'humidité dans les vallées sous-jacentes, et le peu de tendance à l'évaporation qu'offre la neige. Celle-ci, en réfléchissant intégralement les rayons solaires, empêche l'air de s'échauffer et de se charger de vapeur d'eau. Elle contribue, en outre, pour une large part à assurer la pureté de l'air, à empêcher le refroidissement du sol et, par contrecoup, à assurer à ce dernier une uniformité de température qui entretient le calme par l'absence de développement des courants atmosphériques.

6° La lumière. — La lumière, dit Soulier, est un tonique puissant, un antiseptique de premier ordre. Nous savons, d'autre part, par les expériences de Violle, « que la diathermanéité de l'air est inversement proportionnelle à la densité et et à l'augmentation de la tension hygrométrique. » Nous avons déjà rapporté à ces causes la transparence de l'air des altitudes.

Cette intensité lumineuse a, au point de vue hygiénique, une importance considérable. Nous rappellerons son influence sur la vitalité des bacilles. Duclaux estime que « la lumière mise en présence de l'oxygène est un germicide cinquante fois plus actif que la chaleur, et le facteur le plus important de la destruction des germes atmosphériques. » M. Arloing songea même à utiliser cette action pour la préparation des vaccins.

Au point de vue physiologique, l'action des rayons lumineux, quoique moins bien élucidée, n'en constitue pas moins un facteur important. « Les expansions nerveuses sensibles périphériques, peau ou rétine, transmettent l'excitation (d'ordre physique), qu'elles en reçoivent, aux centres respiratoires. Il en résulte une suractivité de la respiration soit cutanée, soit pulmonaire, qui, d'après les expériences faites sur les mammifères par Fubini et Ronchi est dans le rapport de 100 à 114 lorsque la peau seule est exposée, et atteint 100 à 134 lorsque la peau et les yeux sont simultanément impressionnés, d'où une exhalation correspondante d'acide carbonique » (Dumarest.)

D'autre part, des rapports étroits existent entre les rayons lumineux et la vie psychique ou les impressions nerveuses qui sont susceptibles, par exemple, de procurer une sensation eupnéique très nette, lors, par exemple, du passage d'un lieu très obscur à la pleine lumière.

Ainsi la lumière vient ajouter ses effets aux causes déjà signalées pour augmenter l'activitée de la respiration pulmonaire et améliorer l'hématose. Par ses rayons chimiques, comme l'a montré Lœb, elle a une action qui concourt au même but, en augmentant l'absorption d'oxygène et l'exhalation d'acide carbonique. »

7° **Le climat d'Hauteville.** — Nous connaissons, maintenant, par la rapide étude que nous venons d'en faire, les caractères de cet élément complexe dénommé le climat de montagne, et les effets qu'il produit sur l'organisme. Nous avons essayé de montrer son action comme agent thérapeutique. Avant de synthétiser ces données et d'examiner les indications et contre-indications de la cure d'altitude, il nous faut montrer que, par ses caractères, le climat d'Hauteville est bien réellement un climat de montagne, et que, malgré son altitude moyenne il est de nature à produire tous les effets qui sont la caractéristique de l'altitude.

Nous empruntons la description du climat d'Hauteville au travail du Dr Dumarest paru en 1896 sous le titre : *Hauteville-en-Bugey. Station climatérique d'altitude. Projet d'un Sanatorium.*

D'après ses propres termes, « le site d'Hauteville comprend un plateau ondulé, en grande partie couvert de forêts, qui se trouve au milieu de la partie montagneuse de l'Ain connue sous le nom de Haut-Bugey. Le village d'Hauteville, situé au centre de ce plateau, à une altitude de 830 mètres, est dominé à l'Est par une crête boisée s'étendant du nord au sud sur une longueur de 25 kilomètres environ, et dont le point le plus élevé cote 1237 mètres. De tous les autres côtés, l'horizon s'abaisse, et, quand on s'élève sur les sommets, la vue plonge au loin sur les plaines de la Bresse et du Lyonnais. »

Nous voyons donc de suite qu'il s'agit là d'un plateau découvert, fait dont nous avons signalé toute l'importance dans les conditions nécessaires à la production du climat de montagne.

Par son altitude même, le climat d'Hauteville est un climat froid. L'hiver est long, rigoureux mais sans excès (la température ne descend guère au-dessous de — 15 degrés), l'été y est frais, à température maximum de 30 degrés au soleil.

Pendant l'hiver, une neige abondante couvre le sol, produisant ainsi une sécheresse absolue et une pureté de l'air parfaite. Par suite de sa situation de plateau découvert, non entouré de hauts sommets, les brouillards y sont rares et peu durables. Nous avons déjà vu toute l'importance de ces facteurs météorologiques, et nous savons que la pureté de l'air est réalisée à partir de 800 mètres.

En outre, par son altitude moyenne, le plateau d'Hauteville donne tous les effets physiologiques propres à l'altitude, sans provoquer les accidents inséparables d'une raréfaction plus grande de la tension atmosphérique. L'éloignement relatif des forêts de sapins qui couronnent ses crêtes lui permet, de profiter des avantages de ce voisinage sans en subir les inconvénients. Enfin la composition de son sol, essentiellement calcaire et, par conséquent, perméable et rapidement asséché après la pluie, vient donner toutes garanties au point de vue de la sécheresse de l'air et du sol, si nécessaires au tuberculeux.

A toutes ces propriétés du climat d'Hauteville, la situation même du Sanatorium vient ajouter les siennes propres. Son altitude plus grande (910 mètres) contribue à augmenter encore, dans des proportions thérapeutiques, la dépression atmosphérique dont nous connaissons les multiples et précieux effets. Sa situation le met à l'abri presque complet des vents du nord-est; enfin son sol en pente et sablonneux lui assure une sécheresse parfaite.

Nous avons étudié, en leur place, l'action de ces différents éléments : nous avons seulement voulu montrer que, par les propriétés essentielles de son climat, Hauteville devait être rangé dans la catégorie des climats de montagne. Les malades qui y sont traités jouissent donc de tous les effets du climat de montagne que nous résumerons en ces termes : augmentation de fréquence et d'amplitude de la respiration, suractivité circulatoire, décharge de la petite circulation, décongestion du poumon et assèchement des lésions; — exagération de la fonction hématopoïétique, hyperglobulie, augmentation du taux de l'hémoglobine, — reprise de l'appétit, augmentation de poids portant surtout sur le système musculaire ; — régularisation du sommeil et des fonctions de la peau ; — entraînement du cœur et augmentation de la résistance à la fatigue.

Toutes ces modifications physiologiques sont la conséquence d'une adaptation progressive aux conditions du milieu; c'est une réaction de l'organisme dont la résultante est une action thérapeutique de la plus haute importance.

Influence de l'altitude sur la production des hémoptysies. — Nous aborderons, maintenant, l'étude d'une question bien controversée : l'influence de l'altitude sur la production des hémoptysies.

La théorie admise, à l'heure actuelle, est que le séjour à l'altitude ne favorise en rien la production des hémoptysies, et que, bien au contraire, leur fréquence est de beaucoup moins considérable à la montagne que dans la plaine. Les faits que nous avons observés ne nous semblent pas absolument concorder avec cette opinion, et nous croyons, bien au contraire, malgré les affirmations de Regnard, Egger, Lauth, etc., que l'altitude a une action réelle, incontestable, sur la production des hémoptysies, tout au moins dans certains cas bien déterminés. Nous savons, en effet, que le premier effet de l'altitude est une suractivité circulatoire et respiratoire, qui entraîne une propension aux congestions. Ces tendances congestives vont encore être exagérées par l'influente excitante du vent, de la lumière, du froid et surtout de l'exercice. Nous avons vu, au chapitre du repos, que ce facteur, appliqué dans toute sa rigueur, était susceptible d'éviter la production des hémoptysies, et avons cité, comme caractéristique de son influence à ce point de vue, l'observation XXV. Nous croyons donc que l'absence d'hémoptysies constatées a l'altitude, provient, non pas de la non-action de la dépression atmosphérique sur ce symptôme, mais plutôt des précautions qu'on oblige les malades à prendre pendant la période d'acclimatement. En effet, sans avoir d'expérience personnelle à ce sujet, nous avons connaissance de cas, où, l'arrivée à la montagne, n'ayant pas été suivie de la mise au repos complet, des hémoptysies très graves survinrent, ayant même, dans un cas, entraîné la mort du malade.

Enfin, malgré toutes les précautions prises, il ressort nettement de l'observation ci-dessous, que les formes à tendances congestives, peuvent se compliquer d'hémoptysies répétées pendant le séjour à l'altitude.

OBSERVATION XXVI (19).

Forme pleurogène bilatérale, congestive. Hémoptysies.

R..., Auguste, cinquante ans, Sans profession. Séjour de vingt-cinq jours (15 novembre-10 décembre 1900). Départ motivé par l'évolution de poussées congestives, accompagnées d'hémoptysies répétées.

Pas d'antécédents héréditaires. Pas d'antécédents personnels. Constitution vigoureuse. Marié à vingt-sept ans : sa femme et quatre enfants sont en bonne santé.

Les premiers symptômes, caractérisés par une diminution progressive des forces, des sueurs nocturnes, un peu de toux et une expectoration mélangée de quelques filets sanguinolents, apparaissent à l'âge de trente-six ans. Cet état se maintient pendant un an, sans autre aggravation que des laryngites avec extinction de voix fréquentes. Jusque pendant l'hiver 1900, il n'y a rien à signaler dans l'histoire de ce malade. La toux et l'expectoration persistaient, mais il n'était pas obligé d'interrompre ses occupations.

En janvier 1900, déperdition brusque des forces, puis hémoptysie abondante. Ce fait se renouvelle au mois d'août, avec une intensité considérable. Depuis, le malade est au repos complet.

A l'entrée : L'état général est bon ; il n'y a pas d'amaigrissement. Les ongles sont hippocratiques. La toux et l'expectoration sont fréquentes. Fonctions digestives normales.

T. = 37°1. P. = 80. Les urines ne contiennent pas d'albumine.

A la percussion : La sonorité est sensiblement diminuée à

droite, dans la plus grande partie de la hauteur. Au sommet, la tonalité est élevée, un peu tympanique.

A l'auscultation : à gauche, dans la fosse sus-épineuse, la respiration s'entend bien. L'expiration est un peu prolongée. L'inspiration s'accompagne de quelques râles très fins, secs, disséminés, non renforcés par la toux. Dans la fosse sous-épineuse, pas de bruits anormaux. A la base, l'inspiration est couverte de râles fins, crépitants, superficiels, ainsi que dans la partie inférieure de la fosse axillaire. En avant, respiration saccadée, expiration prolongée. Pas de râles.

A droite, dans la fosse sus-épineuse, obscurité respiratoire. Pas d'emphysème. A l'inspiration, bouffées de râles sous-crépitants secs, irrégulièrement répartis, non renforcés par la toux. A l'extrême base, quelques râles inspiratoires, de même caractère que ceux du côté opposé, mais plus rares. En avant, sous la clavicule, nombreux râles fins inspiratoires, secs, non modifiés par la toux.

La respiration s'entend bien.

Les vibrations vocales sont un peu augmentées à droite et en avant; partout ailleurs, elles sont normales ou même diminuées.

Cœur : la pointe se localise mal. Le second bruit y est entendu avec un retentissement anormal, et un dédoublement lent, alors qu'il est à peine entendu à la base. Le premier bruit est sourd ; les bruits sont réguliers.

Examen bactériologique, 3.

26 décembre. — Il y a eu, hier soir, à 5 heures, une hémoptysie assez forte, qui s'est renouvelée à 2 heures et à 5 heures du matin. Pas de modifications dans les signes d'auscultation.

Repos au lit. Glace. Régime liquide. Potion à l'ergotine et 1 milligramme d'ergotinine.

27 novembre. — L'hémoptysie reprend ce matin à 4 heures. Elle se reproduit aux heures suivantes : 6 heures et 10 heures du matin, 5 heures du soir.

La température reste normale. Il n'y a toujours pas de modification dans les signes stéthoscopiques. Deux injections de

1 milligramme d'ergotinine. Ipéca. Potion avec extrait thèbaïque 3 milligrammes et extrait de ratanhia, 2 grammes. Ligature des membres inférieurs.

La température n'a pas dépassé 36°9 le soir.

28 novembre. — A 10 h. 1/2, hémoptysie très violente, ne prenant fin qu'une heure après. A 5 h. 1/2, nouvelle hémoptisie d'une demi-heure. T. = 37°3.

Rien d'anormal à l'auscultation.

30 novembre. — Les signes d'auscultation ne sont pas modifiés. Il n'y a pas eu de nouvelle hémoptysie.

15 décembre. — Sur les conseils du médecin traitant, le malade quitte le sanatorium.

Un fait se dégage nettement de cette observation, à savoir que la cure d'altitude est contre-indiquée pour les malades présentant des formes à tendances conjectives.

Contre-indications a la cure d'altitude.

Dans l'appréciation des contre-indications à la cure d'altitude, il ne faut pas tant se préoccuper de la forme de la maladie, du terrain sur lequel elle évolue ou du degré des lésions, que de la modalité de réaction du malade et de la diffusion des lésions Car, comme l'a très-bien dit Lauth, si l'organisme n'est pas capable de fournir l'effort demandé, le coup de fouet, causé par l'arrivée à l'altitude, ne fera que hâter l'effondrement général.

Nous dirons encore, avec Lagrange, que l'air des altitudes doit être considéré comme un excitant, dont la résultante est le fonctionnement plus actif des appareils organiques. Or, suivant le degré de résistance de l'organisme, cette suractivité est, soit une gymnastique salutaire qui augmente la capacité fonctionnelle, soit un effet énergique qui en épuise l'énergie ou en détruit l'équilibre. Les indications de la cure d'altitude ressortent donc de la capacité réactionnelle du malade.

La question se résume à ceci : Le climat d'altitude mettant en jeu tous les ressorts de la vie organique, le malade est-il capable de produire cet effort ? Nous pouvons, par conséquent, éliminer dès à présent, toute une classe de malades qui ne peuvent retirer aucun bénéfice du séjour à l'altitude : tous les cachectiques, tous les hectiques, tous ceux qui, avec des lésions limitées ou étendues, présentent des symptômes d'intoxication tuberculeuse grave ; ce sont encore tous les malades à système nerveux très excitable, car le climat d'altitude, par les propriétés excitantes de ses différents éléments, est de nature à augmenter les réactions nerveuses. Le sommeil sera, chez ces derniers malades, le critérium de l'indication ou de la contre-indication du séjour à l'altitude.

En outre, on concevra, d'après ces considérations, toute l'importance des stations de moyenne altitude qui, tout en étant capables de donner, à dose modérée, aux malades, les avantages propres au climat de montagne, n'occasionnent pas de réactions trop vives, funestes à certaines formes et à certains malades.

Nous n'entreprendrons pas de donner tous les cas qui, d'après Regnard, Jaccoud, Bard, Lagrange, Lauth, H. Weber etc, seraient des contre-indications à la cure d'altitude. Nous croyons que, en réalité, le nombre des cas est assez restreint, et que, sauf les incurables (hectiques. intoxiqués, lésions évolutives aiguës ou subaigues, lésions diffuses non susceptibles d'amélioration), et les sujets à éréthisme nerveux trop marqué, presque tous les tuberculeux peuvent retirer un bénéfice marqué d'un séjour à l'altitude, à condition toutefois que la période d'acclimatement soit passée dans le repos le plus absolu, et que l'on fasse entrer en ligne de compte, dans l'indication du séjour, les réactions individuelles de chaque malade.

Ayant ainsi, dès l'abord, éliminé de notre examen toutes les formes incurables, rapidement énumérées d'autre part, et les cas à réaction nerveuse trop vive, nous croyons pouvoir affirmer que, seules, peuvent être défavorablement influencées par le séjour à l'altitude, les formes congestives, à poussées répétées, associées ou non à une élévation de température ou des hémoptysies, — et les formes fibreuses denses avec dilatation du cœur droit entraînant des troubles circulatoires importants.

Les formes congestives à poussées successives seront fâcheusement influencées par le séjour à l'altitude. Nous avons vu que le premier effet de l'altitude était une suractivité circulatoire et respiratoire qui entraîne une propension aux congestions, et que, d'autre part, ces tendances congestives sont encore exagérées par l'influence excitante du vent, de la lumière et du froid. Il est donc de toute évidence que, pendant la période d'acclimatement tout au moins, alors que l'organisme réagit au maximum, des poussées congestives intenses pourront se produire, qui, par le cortège de symptômes qui les accompagnent, fièvre, oppression, amaigrissement, etc. auront un retentissement fâcheux sur la marche de la maladie. — La contre-indication sera plus absolue encore si des hémoptysies répétées viennent compliquer le tableau des poussées congestives, et nous avons vu, par l'observation XXVI la marche inquiétante que pouvaient prendre ces hémoptysies, survenant chez des sujets, déjà trop enclins par la forme même de leur affection, à voir se produire de semblables accidents.

Les formes fibreuses denses, avec la dilatation exagérée du cœur droit qui les accompagne, sont également une contre-indication à la cure d'altitude. Dans ces formes, où l'activité du cœur est à son maximum, par suite du champ de plus en plus rétréci de l'hématose, la moindre suractivité fonctionnelle peut entraîner des accidents sérieux, et l'asystolie est à redouter chez ces malades.

Nous avons vu ce qu'il fallait penser de l'influence de l'altitude sur la production des hémoptysies, et nous savons que les hémoptysies, en elles-mêmes, ne sont pas une contre-indication à la cure d'altitude, elles le deviennent lorsqu'elles sont liées à des poussées congestives successives.

On a beaucoup insisté sur la tuberculose laryngée en tant que contre-indication au séjour dans les climats de montagne. Nous avons, personnellement, vu beaucoup de laryngites tuberculeuses à tous les degrés : nous n'avons jamais constaté que l'altitude ait provoqué, chez leurs porteurs, des accidents appréciables. L'air des altitudes ne semble pas davantage avoir une influence curative sur la tuberculose laryngée ; nous n'avons jamais constaté de modifications appréciables des lésions sous la seule influence de la cure climatérique d'altitude.

Enfin, il est généralement admis que les cardiaques ne peuvent pas supporter l'action du climat de montagne. Nous savons, à la suite de quelques cas observés au sanatorium d'Hauteville que, lorsque les lésions sont bien compensées, la cure d'altitude ne produit pas de troubles sensibles, et qu'une fois la période d'acclimatement, toujours un peu pénible, passée, ces malades peuvent retirer le plus grand avantage de l'entraînement progressif du cœur qui est le propre de l'altitude.

En résumé, en éliminant les cas incurables ou aigus, et les malades à réaction nerveuse exagérée, nous croyons que, seules, peuvent être fâcheusement influencées par l'altitude, les formes congestives et hémoptoïques, et les formes fibreuses denses avec dilatation du cœur droit.

III. — **Thérapeutique.**

Le fait d'avoir consacré, dans notre travail, un chapitre spécial aux agents thérapeutiques, facteurs de la guérison, indique à lui seul que nous attribuons aux médicaments une influence indiscutable sur certains symptômes et dans certaines conditions. S'il est de toute évidence que la cure hygiéno-diététique à l'altitude, est capable d'amener la disparition des symptômes de la tuberculose pulmonaire, il n'en est pas moins vrai que les agents médicamenteux peuvent venir combiner leur action à celle du traitement hygiéno-diététique, et permettre d'obtenir le maximum de résultats. L'eclectisme nous paraît donc devoir être admis dans le traitement de la tuberculose pulmonaire et, tout en réservant la première place au repos, à l'alimentation et à l'aération, il faut savoir que certains médicaments, prescrits opportunément, peuvent produire les effets qui les ont fait admettre dans le traitement des autres maladies,

Nous diviserons notre chapitre en trois parties : 1° nous envisagerons tout d'abord la thérapeutique spécifique et les résultats qu'elle a donnés; 2° nous ferons ensuite l'examen rapide des médicaments qui, à titres divers, ont été préconisés dans le traitement de la tuberculose pulmonaire; 3° enfin, nous verrons, dans une dernière partie, quels résultats peuvent être obtenus à l'aide des agents médicamenteux dans certaines manifestations du processus tuberculeux.

Nous adopterons donc le plan suivant :

1° Thérapeutique spécifique ;
2° Thérapeutique banale ;
3° Thérapeutique occasionnelle.

1° **Thérapeutique spécifique.** — Si nous entreprenons tout d'abord l'examen des différents procédés préconisés en vue de lutter contre les effets du virus tuberculeux, ce n'est pas que, logiquement et chronologiquement, il doive occuper la première place, puisque ces méthodes ne furent mises en avant que lorque l'impuissance de l'arsenal thérapeutique eut été constatée. Mais les résultats obtenus jusqu'à ce jour étant négatifs ou tout au moins douteux, il importe d'éliminer, avant tout autre, la majeure partie de ce traitement qui ne peut encore être appliqué avec l'assurance de résultats positifs.

Les tentatives de thérapeutique spécifique de la tuberculose peuvent être divisées en toxinothérapie, hémothérapie, et sérothérapie, suivant la nature des agents médicamenteux employés.

a) *Toxinothérapie.* — Les partisans de ce mode de traitement se sont tous proposé d'utiliser les principes solubles du bacille de Koch comme moyen de guérison de la tuberculose pulmonaire. Nous nous contenterons de rappeler à ce sujet la communication sensationnelle du professeur Koch en 1890, concernant les propriétés curatives de la tuberculine, et les résultats moins que favorables qu'en obtinrent les expérimentateurs soit cliniques, soit expérimentaux (MM. Arloing, Courmont et Rodet). Nous rappellerons les conclusions de ces derniers auteurs, conformes à celles de Jaccoud, Dujardin-Beaumetz et Dubief, Virchow, Führinger : « Non seulement, en aucun cas, la tuberculine ne peut arrêter ou faire rétrocéder la tuberculose expérimentale, mais elle favorise au contraire la multiplication et l'extension des lésions ; elle peut même précipiter la mort. La tuberculine ne donne pas de meilleurs résultats comme vaccin, elle paraît même jouir d'une action prédisposante. »

Depuis lors, d'autres tuberculines ont été présentées par Koch, qu'il dénomme successivement tuberculines A, puis O, puis TR. — MM. Arloing, Courmont et Nicolas firent une nouvelle étude de cette dernière tuberculine et leurs recherches les ont conduits à cette conclusion, que sa valeur curative et préventive, à l'égard de la tuberculose expérimentale, est nulle. Des essais cliniques faits par MM. Leclerc et Vaquier ont donné les mêmes résultats.

Bien d'autres tuberculines ont été, tour à tour, préconisées et abandonnées, principalement celles de Hunter, Klebs, Weyl, Roux et Nocard, Maragliano, Behring, Hirschfelder, et Denys de Louvain. Aucune n'a justifié les espérances qu'elle avait suscitées.

Au reste, comme le dit Maître dans sa thèse « il faudrait, pour attendre des résultats de ce moyen de traitement, avoir la certitude que les produits solubles microbiens qui forment la base de la méthode, peuvent être vaccinants, et que la tuberculose ne récidive pas : or, c'est précisément le contraire qui est vrai, non seulement le tuberculeux est exposé à une récidive, mais une première atteinte est plutôt prédisposante ». Nous croyons donc, avec lui, que l'avenir de la toxinothérapie ne doit pas être trop brillant.

b) *Hœmothérapie.* — Cette méthode, inspirée par l'idée que certains animaux étaient réfractaires à la tuberculose n'a pas donné de résultats appréciables, fait à prévoir puisque le principe même de la méthode était faux. Tour à tour le sang de chèvre (Bertin et Picq, Lépine, Bernheim, Richet et Héricourt), puis le sang de chien (Langlois et Saint-Hilaire) furent employés. Les résultats ne furent pas heureux. On modifia alors cette méthode et, la possibilité de la tuberculisation des animaux, dits réfractaires, étant reconnue, Viquera préconisa l'emploi du sang de l'âne tuberculisé ou tuberculinisé. Les résultats furent aussi peu probants, tant sur le terrain clinique que sur le terrain expérimental. Ces procédés furent alors abandonnés, et on se tourna du côté de la sérothérapie.

c) *Sérothérapie.* — Dans cette méthode, le sérum seul, d'animaux immunisés est employé comme agent médicamenteux. Tout d'abord employé dans un but curatif par Grancher et Martin, Straus, Courmont et Dor, Redon, etc., le sérum d'animaux immunisé donne des résultats insuffisants et contradictoires. Les idées se transforment alors, et on ne cherche plus qu'à utiliser les propriétés antitoxiques des sérums.

Tour à tour on employa le sérum d'animaux plus ou moins immunisés avec la tuberculine et les cultures pures de bacilles de Koch. Babès et Proca, Behring et Knor, Maffucci, Maragliano, Schweinitz et Behring ont successivement préconisé des sérums dont les effets furent peu appréciables. Enfin, M. Arloing expérimente le sérum d'animaux imprégnés préventivement de substances réputées antituberculeuses : créosote, gaïacol, liqueur de Fowler, ou soumis à des injections de tuberculines et de culture de tuberculose ; il constate une atténuation dans les accidents provoqués par des injections de tuberculine.

Bien d'autres méthodes ont encore été proposées dans le traitement de la tuberculose pulmonaire : la bactériothérapie (antagonisme entre la phtisie et la fièvre typhoïde. Etudes d'Arloing et Rodet) n'a donné que des résultats négatifs ; l'opothérapie a été rapidement abandonnée ; la photothérapie est, aujourd'hui exclusivement réservée au traitement des tuberculose cutanées; enfin la zomothérapie de Richet et Héricourt semblerait avoir des effets antitoxiques.

Quoi qu'il en soit, de toutes ces méthodes de traitement aucune n'a encore, à l'heure actuelle, donné des résultats absolument probants; nous ne pouvons donc les considérer comme des facteurs de la guérison de la tuberculose pulmonaire.

2° **Thérapeutique banale.** — Le plus grand nombre des médicaments qui ont été préconisés dans le traitement de la tuberculose pulmonaire sont des modificateurs de la sécrétion bronchique (créosote et ses dérivés), les autres s'adressent à l'état général comme modificateur du sang (fer) ou de la nutrition (arsenic) ; enfin un certain nombre d'entre eux ont été vantés comme pouvant amener la disparition des différents symptômes de la tuberculose pulmonaire.

Dans le premier groupe prennent place la créosote et ses dérivées (gaïacol, carbonate de gaïacol, créosotal etc.), la terpine, et tous les médicaments employés pour leurs propriétés balsamiques (menthol, thymol, benzoate de soude). Il est hors de doute que tous ces agents thérapeutiques, et surtout les premiers, ont une action réelle qui pourra être utilisée dans les cas où il s'agit d'obtenir la modification des sécrétions bronchiques. Mais, dans la tuberculose pulmonaire, il y a autre chose à envisager que les manifestations inflammatoires bronchiques. Que certaines formes de la tuberculose puissent se trouver favorablement influencées par l'administration de ces médicaments, cela est hors de doute, et nous verrons que nous les avons employés, au chapitre de la thérapeutique occasionnelle. Mais il est d'autres formes de tuberculose où l'élément bronchite est réduit à sa plus minime expression, ou même n'existe pas (toutes les formes sans expectoration par exemple; et, dans ces cas, l'action de tous ces médicaments ne nous parait pas nettement démontrée. Les partisant de la créosote lui ont attribué non seulement un pouvoir bactéricide, mais encore un pouvoir sclérosant et une valeur stomachique ; ses adversaires lui ont dénié toutes ces propriétés. Il n'entre pas dans le cadre de notre travail de discuter ces deux opinions extrêmes, mais nous ferons, à la créosote et à ses dérivés, le grave reproche de provoquer de la dyspepsie, même dans les cas où ils ont été administrés par la voie rectale.

L'emploi des modificateurs de la nutrition part d'un principe plus rationnel : le tuberculeux ayant une nutrition accélérée, il importe de lui donner des médicaments susceptibles de retarder cette nutrition. D'où l'utilité incontestable de l'arsenic, par exemple, qui est, au premier titre, un aliment d'épargne et un modificateur de la nutrition. Nous croyons, au contraire, que l'iode, tant vantée autrefois, a plutôt une action défavorable, tant par ses propriétés congestives (nous savons que l'iodure de potassium peut être donné pour favoriser l'apparition des signes d'auscultation), que par l'accélération de la nutrition qu'il provoque (artérioscléreux, chez lesquels on prescrit l'iodure de potassium avec l'espoir que l'accélération de la nutrition des artères amènera la décalcification). Il nous faut encore signaler les inconvénients qui peuvent résulter de l'emploi du bicarbonate de soude à haute dose dans le traitement des troubles dyspeptiques, car nous avons eu, à maintes reprises, l'occasion de remarquer l'amaigrissement très sensible qui avait suivi son emploi.

Tour à tour, de nombreux agents médicamenteux ont été préconisés contre la plupart des symptômes de la tuberculose : la fièvre a paru justifiable d'antithermiques aussi nombreux qu'inefficaces (à part peut-être l'antipyrine et le pyramidon) ; les sueurs nocturnes ont été l'occasion de médications sans nombre qui, à part l'acide camphorique, sont à peu près abandonnées; l'anorexie a été, elle aussi, l'objet d'un grand nombre de tentatives de traitement. Dans les cas assez rares, où, au cours de leur séjour à l'altitude, nos malades présentaient une diminution sensible de l'appétit, nous avons essayé, avec un égal insuccès d'ailleurs, toutes les préparations dites apéritives, à base de teintures amères. Les médicaments préconisés en ces temps derniers, persodine et vanadate de soude ne nous ont guère donné de résultats bien appréciables ; seule, la fulgurine, ou eau ozonisée, nous a paru avoir une action favorable sur la reprise de l'appétit.

En somme, tous les médicaments dont nous venons de parler (et ce n'est qu'une bien faible partie de tous ceux qui ont été préconisés), ne semblent pas avoir d'action bien nette. Par les troubles gastriques qu'ils peuvent provoquer, certains d'entre eux devront être rejetés de la thérapeutique banale, et, sous la condition de tolérance stomacale, pourront être employés avec avantage dans la thérapeutique occasionnelle.

3° **Thérapeutique occasionnelle.** — Nous avons dit, au début de ce chapitre, que tout en laissant au traitement hygiéno-diététique, la place prépondérante qu'il doit occuper dans le traitement de la tuberculose pulmonaire, il fallait admettre la valeur thérapeutique de certains médicaments, capables de venir ajouter leur action à celle de la trilogie de Brehmer ou d'influencer favorablement certains symptômes spéciaux. Ces indications particulières sont toujours tirées du malade lui-même, et la prescription de médicaments devra leur être subordonnée.

Nous avons signalé, dans l'étude de l'alimentation, les excellents résultats que donnait l'huile de foie de morue. En tant qu'aliment d'épargne, son emploi devra être aussi fréquent que possible. Mais tous les malades ne peuvent en faire usage, et les moindres symptômes d'intolérance stomacale devront faire proscrire son emploi.

Nous avons déjà parlé, au chapitre précédent, des propriétés de l'arsenic. Que la médication arsenicale se fasse avec la liqueur de Fowler ou, comme le recommandent certains auteurs, avec la solution d'arséniate de soude, les résultats seront les mêmes. Nous avons prescrit, à maintes reprises, le cacodylate de soude, tant vanté en ces temps derniers : il ne nous a pas semblé, qu'administré par la voie buccale, son action ait été supérieure à celle de la liqueur de Fowler. Nous devons convenir cependant, que, eu égard à la cure hygiéno-diététique à laquelle sont soumis nos malades, il nous est difficile de nous rendre compte si les effets obtenus sont imputables à l'arsenic lui-même, ou au traitement. Mais, pas plus que les autres médicaments, l'arsenic ne devra être donné, de parti pris, à tous les malades, et son emploi deviendra totalement inutile dans toutes les formes fébriles.

Il est généralement admis que le fer ne doit pas être ordonné aux tuberculeux ; on est même allé jusqu'à prétendre que ce médicament pouvait être une cause d'hémoptysie. Nous avons, à maintes reprises, dans les cas d'anémie profonde, prescrit des préparations ferrugineuses : nous n'avons pas noté une seule hémoptysie. L'emploi de ce médicament devra toutefois être surveillé de très près et subordonné au bon fonctionnement de l'appareil gastro-intestinal.

Les modificateurs des sécrétions bronchiques pourront être utilisés avec succès dans les formes bronchiques. Leur action viendra se joindre à celle de l'aération et de l'altitude pour favoriser l'assèchement des lésions. Dans le même but, les eaux sulfureuses naturelles ou artificielles ont été conseillées, et ont donné des résultats satisfaisants. D'après Perret (*Lyon Médical*, mai 1887), elles modifieraient les phénomènes bronchitiques, restreindraient l'expectoration et agiraient favorablement sur la nutrition.

Dans les tuberculoses au début, le tannin a justifié la faveur dont il jouit auprès de certains médecins. Quelle que soit l'action qu'on lui attribue, antiseptique, bacillicide ou reconstituant tonique, les inconvénients qui peuvent résulter de son ingestion ont toujours été écartés par l'absorption concomitante d'une certaine quantité de liquide (lait).

Mais la thérapeutique acquiert une importance bien

plus grande dans le traitement symptomatique des diverses complications de la tuberculose pulmonaire.

La fièvre congestive, toujours liée à un mouvement fluxionnaire, est justiciable non seulement du repos au lit, mais encore des antithermiques vrais et des vaso-constricteurs. La quinine, l'antipyrine, l'ergotine et l'ipéca seront utilement employés dans ce cas. Nous signalerons principalement les heureux résultats obtenus par les médicaments à doses fractionnées, tels que les prescrit le Dr Dumarest, pour maintenir l'organisme sous l'influence continuelle des agents médicamenteux : pilules de quinine et ergotine à 0.10, 8 à 10 par jour, ou cachets de quinine et antipyrine de 20 centigrammes, numéro 4.

Les signes d'auscultation des poussées congestives sont eux aussi capables de se modifier sous l'influence d'agents médicamenteux. Nous avons habituellement employé l'ipéca, à dose vomitive, avec d'excellents résultats. En outre les pointes de feu trouvent là leur application la plus formelle. L'expérience a, en effet, démontré, qu'elles étaient aussi utiles chez les congestifs qu'inutiles chez les torpides, que les formes superficielles y sont plus sensibles que les zones centrales, et nous avons pu voir, chez certains pleurogènes, des zones de râles fins confluents disparaître, et la température tomber en quelques heures, à l'aide de ces différents moyens.

Nous rappellerons le rôle que doit jouer l'ipéca dans le traitement des hémoptysies. Son emploi nous a, le plus souvent, donné d'excellents résultats. Nous avons, enfin, expérimenté l'action du sulfate de soude (10 centigrammes toutes les heures pendant plusieurs jours), dans les cas d'hémoptysies peu abondantes mais répétées : son action nous a toujours paru nettement favorable.

En résumé : si la thérapeutique spécifique et la thérapeutique banale ne semblent pas influencer la guérison de la tuberculose pulmonaire, il n'en est pas de même de la thérapeutique occasionnelle et symptomatique, qui peut combiner ses effets à ceux du traitement hygiéno-diététique.

RÉSULTATS OBTENUS AU SANATORIUM D'HAUTEVILLE

Nous croyons avoir démontré, d'une part, que, sous réserve de certaines conditions, tous les symptomes cliniques de la tuberculose pulmonaire étaient susceptibles d'une disparition complète, et nous avons étudié, d'autre part, les influences qui interviennent pour favoriser cette disparition. Il nous reste à examiner les résultats obtenus au sanatorium d'Hauteville par l'application du traitement hygiéno-diététique de la tuberculose pulmonaire.

Du 23 août 1900 au 23 décembre 1901, 369 malades sont sortis du sanatorium.

Nous éliminerons de notre statistique : 83 de ces malades, renvoyés, avant l'expiration de leurs trois mois (terme minimum de séjour), pour incurabilité ; 14, chez lesquels le diagnostic de tuberculose n'a pu être affirmé ; 3 enfin qui ont succombé. Reste donc 269 malades.

Les résultats obtenus seront classés en six groupes, suivant la méthode adoptée par M. le Dr Dumarest.

I. Malades ne présentant au départ : ni symptômes subjectifs, ni bacilles dans les crachats, ni signes d'auscultation autres que ceux se rapportant à des processus de guérison.

II. Malades ne présentant pas de symptômes subjectifs, et présentant les apparences de la guérison, mais conservant des bacilles dans l'expectoration ou de faibles traces de lésions évolutives.

III. Madades très améliorés, tant au point de vue général qu'au point de vue local.

IV. Malades améliorés au point de vue général, avec lésions stationnaires.

V. Malades peu améliorés.

VI. Malades stationnaires ou aggravés.

Les résultats globaux sont les suivants :

I. —	54.	soit	20,07 %
II. —	61.	—	22,67 %
III. —	79.	—	29,36 %
IV. —	45.	—	16,72 %
V. —	20.	—	7.33 %
IV. —	10.	—	3,71 %
	269		

Présentée ainsi, cette statistique est vicieuse, en ce qu'elle indique seulement l'état des malades à la sortie, abstraction faite de l'état d'entrée. Et cette inconnue laisse place à toutes les suppositions. Aussi devons-nous, si nous voulons pouvoir en déduire des indications précises sur la curabilité de la tuberculose, décomposer cette statistique en ses éléments.

Nous ne prétendons pas, en effet, guérir, en quatre mois, des cavitaires, et nous avons déjà dit ce que nous pensions de l'aphorisme; la tuberculose est curable à tous ses degrés. D'autre part, il faut s'entendre sur le mot guérison. Par le fait, nous ne l'employons pas dans notre statistique, et disons : malades ne présentant au départ ni symptômes subjectifs, ni bacilles dans les crachats, ni signes d'auscultation autres que ceux se rapportant à des processus de guérison. Evidemment, cet ensemble de faits nous donne toute présomption de guérison *actuelle*, mais nous n'engageons pas l'avenir. Nous ne serons autorisés à parler de guérison que lorsque des enquêtes ultérieures, faites sur nos anciens malades, nous auront montré que le résultat de la sortie s'est maintenu. Ces enquêtes sont d'ailleurs commencées, comme on le verra plus loin.

Mais, dès à présent, nous pouvons tirer de notre statistique des indications précises, et dégager sa vraie signification en analysant les résultats partiels obtenus, et en voyant quelles ont été les formes guéries ou très améliorées. Ce sera, croyons-nous, la meilleure réponse à faire à la question que nous avons posée au début de ce travail : quelles sont les formes curables ?

Groupe I.

Malades ne présentant au départ : ni symptômes subjectifs ni bacilles dans les crachats, ni signes d'auscultation autres que ceux se rapportant à des processus de guérison :

Scléroses unilatérales	7
Scléroses interstitielles bilatérales disséminées. .	20
Sclérose d'un côté, lésions évolutives de l'autre .	1
Scléroses avec signes de ramollissement . . .	6
Scléroses denses localisées, non évolutives . . .	2
Granulie discrète des sommets	4
Formes bronchiques	6
Formes pleurogènes.	8
	54

Le fait le plus frappant de ce tableau, est la prédominance des formes scléreuses pures, uni ou bilatérales. Nous savons, en effet, que c'est la forme, ordinairement, primitivement et spontanément curable. Il s'y joint quelques cas où des zones très limitées de ramollissement étaient apparues, traduites à l'auscultation par de discrets foyers de râles fins fixes. Enfin, les formes à début pleural et bronchique, autres variétés de tuberculose interstitielle, occupent un rang honorable. Toutes ces formes ont ceci de commun qu'elles respectent le parenchyme pulmonaire, d'une façon générale, ou qu'elles n'ont que peu de tendances à l'envahir. Elles évoluent à peu près sans fièvre, n'offrent que de rares bacilles à l'expectoration, quand elles s'accompagnent d'expectoration. Le relèvement de l'état général est régulièrement obtenu par la cure hygiéno-diététique, et est suivi, à bref délai, de la disparition des symptômes subjectifs. La signature de la tuberculose est fournie, chez eux, tantôt par une hémoptysie tantôt par des signes d'intoxication, tantôt par la localisation ou les caractères de leurs signes d'auscultation, tantôt enfin, par la présence des bacilles.

La disparition de tous ces symptômes, concordant avec un état général parfait, autorise à conclure à la guérison, au moins actuelle.

Groupe II.

Malades ne présentant pas de symptômes conjectifs, et présentant les apparences de la guérison, mais conservant des bacilles dans les expectorations, ou de faibles traces de lésions évolutives :

Scléroses, ...	19
Scléroses avec signes de ramollissement . .	8
Sclérose dense localisée, non évolutive . .	1
Granulie discrète des sommets	5
Sclérose d'un côté, fibro-caséeuse de l'autre.	8
Fibro-caséeuse bilatérale des sommets . .	6
Formes bronchiques	8
Formes pleurogènes	3
Formes pleuro-bronchiques	2
Pleurésie sèche.	1
	61

Les formes comprises dans ce tableau, sont, à peu de chose près, les mêmes que celles du groupe précédent. Dans tous les cas, cependant, les lésions étaient plus avancées et plus étendues. Et nous croyons que bon nombre de ces malades auraient pu arriver à une guérison complète, s'ils avaient voulu prolonger la durée de leur traitement. Il ressort, en effet, de l'expérience faite, qu'un séjour de trois ou quatre mois, dans un sanatorium, est notoirement insuffisant dans la plupart des cas. Que des résultats très satisfaisants puissent être obtenus, dans ce laps de temps, chez des malades porteurs de lésions bien localisées et tout au début, notre statistique en donne la preuve. Mais, nous avons montré, au cours de ce travail, combien les signes de ramollissement étaient longs à disparaître, dans les cas où la guérison peut être espérée. Nous estimons donc, que, pour la plupart des malades composant le groupe II, le temps de séjour a été insuffisant pour obtenir le maximum d'effet possible.

En effet, beaucoup de ces cas ne présentaient plus, à la sortie, que des signes évolutifs très discrets (voir observation II pour la forme fibreuse, observations XI et XIII, les signes stéthoscopiques se réduisant exclusivement à quelques très rares craquements, frottements, ou bruits bronchiques, suivant les formes) et mériteront sans doute, plus tard, d'être classés dans la série I, où ils aboutiront sans qu'un nouveau traitement soit nécessaire. C'est d'ailleurs ce que confirme l'enquête faite sur les anciens malades, qui nous montre que deux malades sortis dans le groupe II, sont actuellement très améliorés.

Néanmoins, on n'est pas rigoureusement autorisé à considérer ces malades comme absolument indemnes, malgré, dans un grand nombre de cas, l'absence de bacilles. Ce sont des malades à surveiller, et l'éducation qu'ils ont faite au sanatorinm leur a mis entre les mains les moyens de se surveiller, et leur a appris l'utilité qu'il y a à le faire. Aussi peut-on espérer qu'un grand nombre d'entre eux guériront.

Nous avons déjà constaté que les formes anatomiques de ce groupe sont assez semblables à celles du groupe I. Mais les formes scléreuses commencent à être mêlées d'une certaine proportion de fibro-caséeuses. Nous allons les voir s'accuser dans le groupe III.

Groupe III

Malades très améliorés tant au point de vue général qu'au point de vue local :

Formes pleurogènes avec infiltration caséeuse sous-pleurale	8
Scléroses denses, localisées, légèrement évolutives	2
Fibro-caséeuses unilatérales avec ou sans sclérose de l'autre côté	20
Fibro-caséeuses bilatérales	12
Fibro-caséeuses avec caverne. . . .	6
Scléroses des sommets	8
Formes pleurogènes	14
Formes bronchiques.	6
Formes bronchiques avec lésions caséeuses	2
Forme ulcéreuse localisée	1
	79

Ce groupe est malheureusement le plus nombreux; il n'est pas le moins intéressant. Car il est à remarquer pour quelle faible partie, dans la composition de ce groupe, interviennent les formes que nous avons qualifiées de curables. Les formes à prédominance caséeuse plus ou moins évolutive, accentuée, étendue et profonde, le composent en majeure partie, associées aux formes pleurogènes avec envahissement sous-pleural et caséification.

Sa signification est bien nette : si, à un degré aussi avancé, les lésions tuberculeuses, par suite de leur étendue ou de leur tendance évolutive, ne sont plus guérissables, elles peuvent néanmoins s'améliorer et permettre aux malades le retour à la vie. En effet, beaucoup de ces malades, sans être curables, sont susceptibles, par le traitement, d'obtenir un état stationnaire très satisfaisant qui dure presque indéfiniment tant que continue la cure. Ce résultat devient fort appréciable dans la classe aisée. Il renferme toute la catégorie des vieux clients de sanatoriums, toujours traités et jamais guéris (et pour cause), mais jamais morts non plus. Et c'est déjà là un résultat appréciable.

Nous arrêterons là l'examen des diverses formes composant les groupes de notre statistique totale. Les malades compris dans les autres groupes, comme déjà d'ailleurs la majeure partie de ceux du précédent, donnaient, dès l'entrée, l'impression de malades incurables : les résultats obtenus n'ont fait que confirmer le pronostic. Nous donnerons encore, cependant, la dénumération grossière des divers cas traités au sanatorium ; leur examen va nous permettre de commenter notre statistique.

Formes scléreuses avec ou sans lésions évolutives	52
Scléroses interstitielles	26
Scléroses denses localisées ou progressives	7
Granulie discrète des sommets . . .	8
Fibro-caséeuses localisées ou étendues, évolutives ou non	79
Fibro-caséeuses avec caverne. . . .	20
Formes pleurogènes	45
Formes bronchiques	30
Formes ulcéreuses localisées	2
	269

Si, donc, on considère que, sur 269 malades, nous en avons 79 avec des lésions caséeuses plus ou moins étendues, mais dont les deux tiers au moins étaient incurables, 20 avec, en plus, des cavernes d'étendue variabe, 45 avec des formes pleurogènes dont la moitié, certainement, était compliquée d'infiltration sous-pleurale caséeuse, on sera à même d'interpréter autrement nos résultats. Ce n'est plus 20 pour 100 de guérisons qu'il faut admettre, c'est un chiffre beaucoup plus élevé.

Nous avons déjà dit que nous pensions qu'un certain nombre de malades du groupe II, serait venu augmenter la quantité de ceux considérés comme actuellement guéris, s'ils avaient voulu prolonger leur séjour au sanatorium. Les résultats éloignés que nous produisons ci-dessous, et ayant trait à des malades sortis depuis plus de neuf mois, viennent nous ancrer dans cette opinion.

Lettres envoyées : 71. — Réponses : 52.

Classement de Sortie	Améliorés	Stationnaires	Aggravés	Totaux
I	»	15	2	17
II	2	5	4	11
III	7	9	5	21
IV	»	1	»	1
V	1	»	1	2
TOTAUX	10	30	12	52

Ce tableau démontre, au moins, que nous n'avions pas forcé la note en optimisme au moment du classement de sortie des malades, puisque le plus grand nombre des résultats favorables se trouve confirmé et même complété. Dans un an, nous ferons une nouvelle enquête sur ces même malades, et nous nous croirons autorisés à inscrire le mot guéri à la fin des observations de ceux qui, ayant vécu de la vie ordinaire pendant ce laps de temps, n'auront pas, d'ici là, présenté de nouveaux accidents.

Et, pour conclure, nous dirons que le résultat sera vraiment maximum de la cure hygiéno diététique aux sanatoriums d'altitude, le jour où on n'y conservera plus que des malades à formes localisées, non évolutives quel que soit le « degré » de ces lésions [1], des

[1] Nous rappelons, en effet, qu'il y a des malades chez lesquels le caractère peu avancé des lésions n'exclut pas l'incurabilité, et où la marche est fatale. Aujourd'hui, il n'y a que quelques rares craquements; dans un mois il y aura une caverne (voir observation III).

malades capables de guérir et non des incurables. Est-ce à dire qu'il faille, de parti pris, éliminer des sanatoriums tous les tuberculeux qui ne présentent pas de chances de guérison certaine? Nous ne le pensons pas et nous dirons avec Schrœtter, que tous les malades ont droit au meilleur des traitements, au seul qui apporte un soulagement à leurs maux, au seul qui puisse les guérir, le cas échéant.

Du reste, il y a, dans l'évolution de la phtisie, bien des inconnues et bien des surprises. Et, à côté de la division en formes, due en grande partie à M. Bard, et si précieuse au point de vue pronostic, il y a encore la subdivision en cas : *tot capita....*

Telle tuberculose, d'emblée caséeuse, à évolution rapide, fébrile, sortant absolument de notre conception ordinaire de la forme curable et aboutissant vite à une caverne, va, après évacuation de la zone atteinte et asséchement de la caverne, devenir silencieuse au point que le malade va se croire guéri. Et, par le fait, ne peut-il pas vraiment guérir ? Nous n'avons aucune raison de ne pas le croire, et plusieurs bonnes nous y incitent. Mais ces malades-là, on ne les observe généralement plus, ils ne s'observent plus eux-mêmes, et le public, organe de l'opinion générale, dit en parlant d'eux : « On les croyait poitrinaires ; il paraît que l'on se trompait, *puisqu'ils sont guéris !* » Ce sont bien des malades guéris, en effet, mais on ne s'était pas trompé : ce sont **des tuberculeux guéris.**

CONCLUSIONS

I. Le pronostic de la tuberculose pulmonaire est ordinairement en rapport avec la forme évolutive.

Dans les formes à prédominance évolutive scléreuse, *primitive ou tardive*, qu'il y ait eu ou non des phénomènes de ramollissement, la guérison anatomique et clinique de la tuberculose pulmonaire est possible.

Elle est de règle dans les cas d'évolution scléreuse primitive.

Dans les formes fibro-caséeuses étendues, une guérison relative peut s'obtenir par élimination des produits caséeux, désinfection et arrêt évolutif, sans que, dans l'immense majorité des cas, la réparation anatomique soit possible. Cette guérison relative est précaire, et ne peut être maintenue qu'au prix de la continuation de la cure, mais sa durée est indéfinie.

II. Dans tous ces cas, la guérison est obtenue par la cure hygiéno-diététique combinée à la cure climatérique d'altitude, associée ou non à la thérapeutique médicamenteuse.

III. Elle se traduit, cliniquement, par la disparition progressive des signes subjectifs et stéthoscopiques, remplacés par des signes cliniques se rapportant aux processus de guérison : sclérose et emphysème.

IV. Des contradictions apparentes peuvent exister entre la toux et l'expectoration, la teneur en bacilles de cette dernière, et les signes d'auscultation.

V. L'examen bactériologique est indispensable, mais non suffisant pour affirmer la guérison.

Le bacille de Koch peut, en certains cas, affecter une forme anormale, très granuleuse, qui n'est pas un indice d'atténuation de la virulence.

VI. Les associations microbiennes ne semblent pas avoir, dans la production de la fièvre tuberculeuse, l'importance qu'on leur a attribuée. Elles n'interviennent qu'à titre secondaire, et peuvent ajouter leur action propre à celle du bacille de Koch.

VII. La reprise de l'appétit, et l'augmentation de poids consécutive, est la manifestation de la réaction organique causée par l'altitude. L'augmentation se traduit surtout par le développement des masses musculaires. Elle n'est pas immédiate, et ne se produit qu'après la période d'acclimatement. Cette augmentation de poids n'est pas un indice de guérison, mais elle est, le plus souvent, symptomatique d'un arrêt dans l'évolution des lésions tuberculeuses. Elle précède toujours, et de longtemps, l'atténuation des signes stéthoscopiques.

VIII. Les hémophtysies de début ont une valeur pathognomique, même en l'absence de tous signes d'auscultation. Ceux-ci peuvent, d'ailleurs, faire totalement défaut dans la forme à début vasculaire ou interstitiel, et, d'une façon générale, dans la tuberculose au début. Aussi, l'hémoptysie de début doit-elle être considérée comme un phénomène en quelque sorte providentiel, car il permet de dépister la tuberculose, souvent fort longtemps avant l'apparition de tout signe d'auscultation, et de tout phénomène objectif ou subjectif.

IX. La guérison clinique se traduit par la disparition des manifestations subjectives, des bacilles, et des signes stéthoscopiques : épiphénomènes inflammatoires d'abord, signes de ramollissement ensuite. Ceux-ci ne peuvent disparaître que s'ils traduisent des lésions bien limitées, ou étendues mais superficielles, dans tous les cas non extensives. Leur disparition est, le plus souvent, très lente.

Les formes curables sont, exclusivement, celles qui répondent à ces conditions ; elles sont généralement discrètes comme étendue, et fibreuses comme évolution. Nous poserons l'aphorisme suivant : La tuberculose pulmonaire est curable dans presque toutes ses formes scléreuses, et dans un petit nombre de ses formes primitivement caséeuses.

Les signes locaux de cicatrisation sont exclusivement ceux du processus de guérison : sclérose et emphysème ; la disparition soutenue de tous les phénomènes généraux est nécessaire pour que la guérison puisse être affirmée. Il y a, en effet, des formes purement fibreuses qui sont progressives et incurables.

X. La dilatation du cœur droit est la règle dans la cicatrisation des lésions un peu étendues.

La tachycardie n'a pas, chez les tuberculeux, la valeur pronostique que certains auteurs lui ont attribuée.

XI. La cure de repos absolue permet d'éviter les accidents de la période d'acclimatement à l'altitude. En dehors de cette période, elle n'est pas d'application constante, et reste subordonnée à certaines indications. L'exercice modéré est utile dans des cas bien déterminés, torpides ou apyrétiques, et dans la convalescence.

XII. L'altitude a, sur la production des hémoptysies, une influence positive indéniable.

XIII. Le séjour à l'altitude est contre-indiqué chez tous les malades ne disposant pas d'une capacité réactionnelle suffisante, et chez lesquels l'action excitante du climat s'exerce dans le sens de l'évolution morbide. La contre-indication est formellement établie pour les formes congestives à tendance hémoptoïque, particulièrement chez les jeunes sujets, et pour les formes fibreuses progressives avec retentissement circulatoire marqué. La persistance de la température, au delà d'une durée déterminée, peut fournir une donnée utile sur l'opportunité de la cure d'altitude.

XIV. Le traitement médicamenteux est purement symptomatique et individuel ; ses indications sont fournies par la forme morbide, les épiphénomènes et les épisodes.

BIBLIOGRAPHIE

ADER, Traitement de la tuberculose, Paris, 1900.

ARLOING (S.), Leçons sur la tuberculose, Paris, 1892.

— Tuberculisation et tuberculination de l'âne (Journal de physiol. et pathol. générale, juillet 1900).

— Le sanatorium d'Hauteville, Lyon, 1898.

— Cours de médecine expérimentale, 1899-1900, 1900-1901.

— Diagnostic de la tuberculose et de la scrofule par l'inoculation aux animaux. Congrès de Montpellier, 1888.

ARRIBAT. Des associations microbiennes de la tuberculose (th. de Montpellier, 1892-1893.

ASCOLI (G.), Zur Morphologie der Bacterien und ihre Bezietzung zur Virulenz (Deutsche med. Wochens, mai 1901, p. 313).

AUBERT, Le sanatorium d'Hauteville, Bourg, 1899.

AUCLAIR, Les poisons du bacille tuberculeux humain, la dégénérescence caséeuse (Revue de la tubercul., 1898).

AUPINEL, Sur le processus curatif spontané de la tuberculose (th. de Paris, 1895).

AUSSET, Les sanatoria. Leur nécessité et leurs avantages (Echo médical du Nord, Lille 1900).

AVIRAGNET, De la tuberculose chez les enfants (th. de Paris. 1893).

AYMARD, De la curabilité de la tuberculose pulmonaire (th. de Montpellier, 1893).

AZIÈRES, Sur la création de sanatoriums pour tuberculeux indigents (Rev. d'hyg., avril 1898).

BABÈS, Sur les associations bactériennes de la tuberculose (Congrès de la tubercul., Paris 1888 et 1891).

BAILLÉRE (G.). Les maladies évitables (th. de Paris, 1898).

Bard, De la phtisie fibreuse chronique (th. de Lyon, 1879).
— Des formes cliniques de la tuberculose pulmonaire (Congrès de Montpellier, 1888).

Barth, Thérapeutique de la tuberculose (Bibliot, Dujardin-Beaumetz), 1896.
— La tuberculose à Paris et les sanat. populaires (Revue des Deux-Mondes, 15 avril 1901).

Beaulavon, Sanatoriums pour indigents à l'étranger (Rev. de la tuberculose, 1896).
— La phtisie, hygiène, cure, guérison, Paris, 1897.
— Traitement de la tuberculose pulm. dans les sanatoriums (th, de Paris, 1895-1896).

Bennet, Recherches sur le traitement de la phtisie pulmonaire par l'hygiène et les climats, Paris, 1874.

Bernheim, (S)., Le sanatorium des tuberculeux, Paris, 1896.
— Les sanatoria pour les pauvres (Indépendance médicale, 1896).

Boullet, Prophylaxie et traitement de la tubercul. par l'hygiène et les sanat. (thèse de Paris, 1898).

Brehmer, Die Therapie der Cronische Lungenschwindsucht, Wiesbaden, 1887.

Brouardel, Prophylaxie de la tuberculose et sanatoriums (Annales d'hygiène publique et de médecine légale, 1900).
— Commission extraparlementaire de la tuberculose, Paris, 1900.
— La lutte contre la tuberculose, Paris 1901.

Brunon, Traitement de la tuberculose par le régime des sanatoriums (Congrès de la tuberculose, 1893-1894).

Chauveau, Discours d'ouverture au Congrès de Montpellier, 1888).

Chesnay, Traitement hygiénique de la tuberculose pulmonaire à l'air libre et au repos (th. de Paris, 1891).

Chrétien, Thèse de Paris, 1895,

Chuquet, L'hygiène des tuberculeux, Paris, 1899.
— Congrès pour l'étude de la tuberculose chez l'homme et les animaux (Comptes rendus publiés sous la direction de L.-H. Petit, 1888, 1891, 1893, 1898).

Cornet, Wiener med. Wochenschrift, 1892.

Cornil et Babès, Les Bactéries, 2me édition, t. II.

Cozzolino, La cura del tubercolotico pulmonare nel sanatorio, Turin 1901.

Courmont (J.), Action des produits solubles du bacille tuberculeux (Société de Biologie, 1894).

— Précis de bactériologie, Paris 1897.

Courmont (P.), Tuberculose strepto-bacillaire d'origine humaine (Société de Biologie, 1897).

Courtois-Suffit et Boulay, Traitement de la tuberculose pulmonaire par l'aération continue (Gazette des hôpitaux, 1890, 24 mai).

Czaplewsky, Centralbl. fur Bacter. und Parasitenkr. (Iéna, 1890, pages 605 et 717).

Daremberg, Traitement de la tuberculose (Bulletin de thérapeutique, 1890).

— Traitement de la phtisie pulmonaire, Paris 1890,

Darmezin, Variations du poids dans la tuberculose pulmonaire chronique (th. de Lyon, 1901-1902),

Debove, Leçons sur la phtisie (Semaine médicale, 1883).

Denis Tuberculose pulmonaire à bacilles atténués (th. de Lyon, 1894).

Derecq, La tuberculose infantile, 1901.

Deschamps, Traitement de la tuberculose pulmonaire par les climats d'altitude (th. de Bordeaux, 1897).

Desnos, Dangers de la suralimentation chez les tuberculeux (Bullet. de thérapeut. 1882).

Destrez, Traitement hygiénique de la tuberculose dans les établissements fermés (th., de Paris, 1888).

Dettweiller, Die Behandlung der Lungenschindsucht in geschlossenen Heilanstalten., Berlin 1884.

— 72 Fœlle von Lungenschindsucht. Francfort 1886.

— Traitement hygiénique de la phtisie (Traduit par Roblond in Rev. de méd., 1888).

— Einige Bemerkurgen zur Ruhund Luftliegekur bei Schirndsuchtigen. Zts. fur Tuberk., Leipzig, 1900).

Dodieau, Traitement des tuberculeux (th. de Paris, 1883).

Dumarest (F), Hauteville en Bugey, station climatérique d'altitude, Lyon 1896,

— Valeur hygiénique et thérapeutique des climats d'altitude (Lyon médical, 1896).

Dumarest (F.), De l'organisation d'un sanatorium (Annales d'hyg. publ. et de méd. légale, 1898).
— Le sanatorium d'Hauteville (Lyon médical, 1896).
— Quelques détails d'organisation au sanatorium d'Hauteville (Œuvre antituberculeuse, 1900).
— L'hôpital des tuberculeux (Lyon médical, 1900).

Ebstein, Valeur du traitement de la tuberculose, par les sanatoriums (th., de Lyon, 1901-1902).

Ehrhardt, Mischinfection bei Lungentuberkulose, Königsberg, 1897).

Exchaquet, le traitement de la tuberculose au sanatorium et à l'Asile de Leysin (Revue méd. de la Suisse romande, 1899).

Fonssagrive, Thérapeutique de la tuberculose pulmonaire, Paris 1866.

Frémy, De la valeur des établissements fermés dans le traitement de la tuberculose pulmonaire, Congrès de la tuberculose, 1888.

Frottier, Traitement des tuberculeux par la cure d'air à l'hôpital Pasteur du Havre (Congrès de Londres, 1901).

Gaucher, Sur la durée de l'incubation de la tuberculose (Revue de médecine, 1887).

Grancher, De l'unité de la phtisie, th., de Paris, 1873.
— Maladies de l'appareil respiratoire, Paris, 1890.
— Traitement de la tuberculose (Bulletin médical, 1895-96-97).
— Rapport général sur la prophylaxie de la tuberculose Paris 1898,

Grancher et Hutinel, Article Phtisie de Dechambre.

Gouraud, Tuberculose et Infections secondaires (Revue de la tuberculose, 1901).

Grillot, Lutte contre la tuberculose, Le sanatorium français, Paris 1901.

Guinard, Curabilité et traitement de la tuberculose, Lyon 1900.

Hansemann, Die secundäre Infection mit Tuberkelbacillen (Klin. Wochensch., Berlin, 1898).

Hayem, Leçons de thérapeutique, Paris, 1887.

Hérard, Cornil et Hanot, La phtisie pulmonaire, 1888.

Jaccoud, Curabilité et traitement de la phtisie pulmonaire, Paris, 1888.

— Les stations d'altitude et la phtisie pulmonaire (Semaine méd., 1894).

Jacoby, Phtisie et altitudes (th. de Paris, 1888).

Jakoursky, Die schlossenen Heinanstalten für Lungenkranke, Berlin, 1896).

Jonnart, Le Sanatorium d'Hauteville (Œuvre antituberculeuse, 1900).

Knopff, Les Sanatoria, Paris, 1900.

Koch, Die Ætiologie der Tuberculose.

Kuss, Résultats obtenus dans les Sanatoriums (Bulletin médical 1900).

Laennec, Traité de l'auscultation médicale, Paris, 1851.

Lalesque, Cure marine de la tuberculose pulmonaire, Paris, 1897).

— Traduction de Lindsay.

Lagrange, La cure d'air en France et à l'étranger; la cure d'altitude (Revue des maladies de la nutrition, 1895).

Landouzy, Cure de Sanatorium simple et associée (Congrès de Berlin, 1899).

Lancereaux, Prophylaxie de la tuberculose (Bulletin de l'Acad. de méd., 2 avril 1901).

Lannelongue, Influence de l'altitude et du climat marin sur la tuberculose (Bulletin de l'Acad. des sciences, 1901).

Lannelongue et Achard, Associations microbiennes et suppurations tuberculeuse (Revue de la tuberculose, 1896).

Lannelongue et Gaillard, Influence du climat sur la tuberculose expérimentale.

Lauth, Traitement de la tuberculose à l'altitude. Paris, 1899.

Lemoine et Carrière, Des moyens à utiliser dans la lutte contre la tuberculose (Nord médical, 1901).

— La lutte contre la tuberculose (Nord médical, 1901).

Leriche, Isolement des tuberculeux. Résultats qu'on obtient dans les sanatoriums (Revue critique de méd. et chirurgie, 1900).

Letulle, Rapport à la Commission extraparlementaire de la tuberculose, 1900.

Lombard, Le climat des montagnes.

Macé, Traité de bactériologie, 1900.
Maitre, Etude critique sur la recherche du traitement de la tuberculose (th. de Lyon, 1900).
Mangin-Bocquet, th. de Paris, 1896.
Maragliano, Klinische Formen der Lungentuberkulose (Berl. klin. Wochenschr., 1892).
Marfan, Art. Tuberculose in Traité de médecine de Charcot Bouchard.
Melcion, Du traitement de la tuberculose pulmonaire dans les sanatoria d'altitude (th. de Nancy, 1899).
Merklen, Hygiène des tuberculeux, Paris, 1896.
Miquel, Annuaire de Montsouris, 1884.
Mircoli, Modificazioni morfologiche streptococciformi del bacillo di Koch; loro probabile significato prognostico (Gaz. di Osp., Milano, 1900).
Morin, Traitement de la tuberculose pulmonaire par les climats d'altitude (Revue de la Suisse romande, 1890).
Netter, Hygiène des sanatoria pour les phtisiques (Journal des Praticiens, 1892).
— Rapport sur l'installation des sanatoriums (Annales d'hyg. publ., 1895).
Netter et Beaulavon, Du traitement des tuberculeux indigents dans les sanatoriums (Congrès de la tuberculose, 1898).
Nicaise, De l'établissement d'un sanatorium (Bulletin de thérapeutique, 1890).
Ortner, Die Lungentüb. als Mischinfection (Société des médecins de Vienne, 1893).
Palle, Alimentation des tuberculeux (th. de Paris, 1898).
Peter, Traitement des tuberculeux (Clin méd., Paris, 1879).
— L'hygiène des tuberculeux (Bulletin de thérapeutique, 1897).
Petit, Le phtisique et son traitement (Congrès de la tuberculose, 1892).
— Du traitement de la tuberculose par les sanatoriums (Revue de la tuberculose, 1899).
Péguriér, Traitement rationnel de la tuberculose pulmonaire, Paris, 1901.
Pétruschky, Tuberculose und Septicämie (Deutsche med. Wochenschr., 1893).

Plicque, La suralimentation dans le traitement de la tuberculose pulmonaire (Journal des Praticiens, 1897).

— Régime alimentaire dans la tuberculose (Presse médicale, 1895)

Potain, Pronostic et traitement de la tuberculose au début Union médicale, Paris, 1894).

Pujade, La cure pratique de la tuberculose, Paris, 1900.

Radovici, Le climat des altitudes dans le traitement de la tuberculose (th. Paris, 1896-1897).

Régnard, La cure d'altitude, Paris, 1897.

Ribard, La tuberculose est curable, Paris, 1900.

Richet, Recherches historiques et bibliographiques sur l'emploi de la viande crue dans le traitement de la tuberculose (Sem. méd., 1900).

Richet et Héricourt, La zomothérapie chez l'homme (Médecine moderne, 1900).

Robin (A.), Etudes cliniques sur la nutrition dans la tuberculose pulmonaire (Archives générales de médecine, 1894 1895).

Robin (A.) et Binet, Conditions et diagnostic du terrain de la tuberculose (Bulletin de l'Académie de médecine, mars 1901).

Sabourin, Traitement rationnel de la phtisie, Paris, 1896.

Schabad, Zeits chrift für klin. Medec., 1897, p. 416 et 512.

Sée (G.), De la phtisie bacillaire, Paris, 1884.

Sersiron, Les phtisiques adultes et pauvres en France, en Suisse et en Allemagne (th. de Paris, 1898).

— Le travail des tuberculeux pauvres, après trois mois de cure au sanatorium (Presse médicale, 1900).

Sogniés, Traitement prophylactique et hygiéno-diététique de la tuberculose (th. de Nancy, 1899-1900).

Soulier, Traité de thérapeutique.

Sollmann, Traitement hygiénique de la tuberculose (Revue d'hygiène thérapeutique, Paris. 1889).

Spengler, Le traitement de la tuberculose dans la haute montagne, Bruxelles, 1893.

— Ueber Lungentuberk. und bei ihr vorkommen de Mischinfectionen (Zeitschr. für Hyg. und Infectionkrankheiten. Leipzig, 1894).

SPILLMAN. Associations microbiennes et infections mixtes (Congrès de Montpellier, 1898).

STRAUS, La tuberculose et son bacille, Paris, 1895.

— Tuberculose et infections secondaires (Semaine médicale, 1894).

STRÜMPELL, De la fièvre dans la tuberculose pulmonaire et de sa valeur pronostique (Münchner med. Wochenschr., 1892, p. 890).

TABURET, Valeur séméiotique de l'hémoptysie de début (th. de Paris, 1893-94).

TEUTSCH, Tuberculose pulmonaire (th. de Paris, 1898).

TEISSIER (P.), De la pénétration dans le sang des microorganismes d'infection secondaire, au cours de la tuberculose pulmonaire chronique (Journal de physiol. et pathol. générale, 1901).

THIÉNOT, Isolement des tuberculeux et utilité du traitement par les sanatoriums (Médecine moderne, 1900).

TURBAN, Beiträge zur kenntniss der Lungentuberkulose (Wiesbaden).

VERGELY, Les formes cliniques de la tuberculose pulmonaire (Congrès de Montpellier).

VEDEL, Des infections mixtes dans la tuberculose pulmonaire (th. de Montpellier, 1895).

VIGENAUD, La tuberculose, sa prophylaxie. Son traitement, Paris, 1898.

VILLEMIN, Cause et nature de la tuberculose (Bull. de l'Acad. de méd., 1867).

— Etudes sur la tuberculose, Paris, 1868.

— Prophylaxie de la tuberculose (Union médicale, 1868).

— Propagation de la tuberculose (Gazette hebdomadaire, 1869).

VON WUNSCHLEIM, Die Lungentuberkulose als Mischinfection. Prag. med. Wonchensch, 1895, p. 167-178-190.

WEBER (H.), Climatotherapie. Traduction de Doyon et Spillman.

WOLFF, Les modifications du poids dans la tuberculose pulmonaire, en voie de guérison (Presse médicale, 1898).

ZANONI, Le traitement de la tuberculose, d'après les travaux du Congrès de Naples (Semaine médicale, 1900).

TABLE

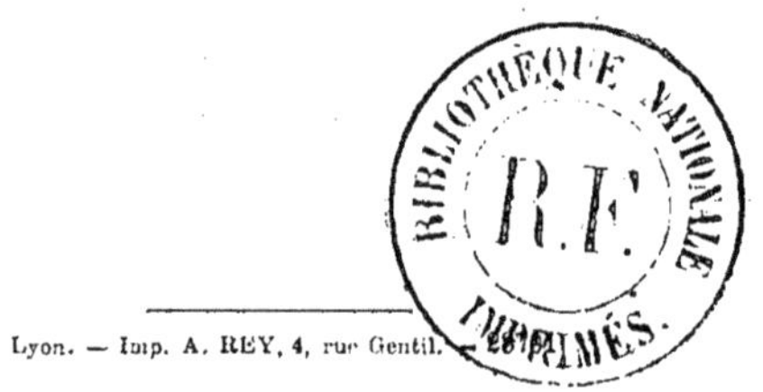

Lyon. — Imp. A. REY, 4, rue Gentil.

www.ingramcontent.com/pod-product-compliance
Ingram Content Group UK Ltd.
Pitfield, Milton Keynes, MK11 3LW, UK
UKHW020950230726
13923UKWH00007B/233

9 782019 267759